Gynécologie

AIDE-MÉMOIRE

DE

GYNÉCOLOGIE

MANUEL DU MÉDECIN-PRATICIEN

AIDE-MÉMOIRE

DE

GYNÉCOLOGIE

Par le Professeur **Paul LEFERT**

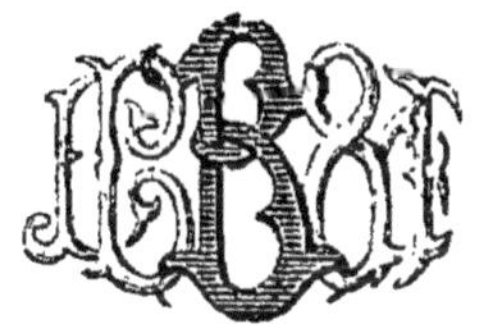

PARIS

LIBRAIRIE J.-B. BAILLIÈRE ET FILS

19, RUE HAUTEFEUILLE, PRÈS DU BOULEVARD SAINT-GERMAIN

1900

PRÉFACE

L'accueil favorable que praticiens et étudiants ont réservé à nos précédentes publications nous a encouragé à publier cet *Aide-mémoire de Gynécologie*.

Si l'on parcourt la série des traités de gynécologie actuellement parus, on constate que la plupart sont très complets, mais trop étendus, pour le médecin désireux de se tenir au courant de l'état actuel des connaissances, pour l'étudiant qui veut revoir entièrement et rapidement les matières d'un examen.

Nous nous sommes efforcé, dans ce petit livre, de renfermer, de la façon la plus brève, la plus concise et cependant la plus claire, tout ce qu'il faut savoir en matière de gynécologie. Nous nous sommes abstenu des détails superflus et nous avons donné tout le développement nécessaire aux faits importants qu'il est indispensable de connaître.

Des notions étiologiques nous avons élagué les causes souvent invoquées, mais sujettes à caution ; l'étiologie vraie a été mise au point des recherches les plus récentes.

Le plus grand développement possible a été donné à la symptômatologie, dont la connaissance importe au plus haut point.

Le diagnostic différentiel a été longuement débattu pour les affections les plus importantes par leur gravité ou leur fréquence.

Enfin nous avons indiqué les modes de traitement les plus fréquemment employés dans les hôpitaux de Paris ou de la province, par les maîtres actuels de la chirurgie. Nous avons systématiquement passé sous silence les procédés thérapeutiques qu'on délaisse aujourd'hui, décidé à faire avant tout œuvre d'actualité.

Ainsi comptons-nous répondre au vœu du médecin qui demande à être tiré promptement d'un embarras de pratique, à celui de l'étudiant désireux de suivre avec fruit les services hospitaliers.

P. Lefert.

AIDE-MÉMOIRE

DE

GYNÉCOLOGIE

I. — EXPLORATION GYNÉCOLOGIQUE

1. — POSITION DE LA MALADE

La position de la malade doit varier, selon les parties à explorer et selon certaines conditions.

Position verticale. — Elle facilite la procidence des organes génitaux et permet de la reconnaître et d'en mesurer l'étendue.

Décubitus dorsal simple. — Au lit, la tête sur un coussin, les jambes modérément fléchies et les cuisses écartées en légère abduction, il permet l'examen ; mais les muscles abdominaux sont insuffisamment relâchés et le spéculum ne peut être appliqué.

Position de la taille. — Les épaules et la tête à moitié soulevées, les jambes fléchies sur les cuisses et les cuisses sur le tronc, maintenues par des aides ou des supports spéciaux, elle facilite l'exploration : le palper est aisément combiné au toucher.

Position dorso-sacrée. — Elle met le tronc horizontal, la tête à peine soulevée par un coussin, le bassin fléchi sur la colonne vertébrale, de sorte que la face antérieure du sacrum regarde en haut et en arrière; les cuisses sont fléchies sur l'abdomen et tenues par des aides ou des supports.

Position dorso-sacrée déclive. — Elle est une modification de la précédente : on la réalise en élevant, par une disposition propre de la table à examen ou grâce aux aides, le bassin au-dessus du reste du tronc; les anses intestinales tombent vers le diaphragme; le petit bassin est dégagé; l'exploration de ses parois et de son contenu est facilitée.

Décubitus latéral ou **position de Sims.** — Elle ménage la pudeur des malades et permet un examen complet.

La femme est couchée sur le côté gauche de préférence, les jambes fléchies à angle droit sur les cuisses, et les cuisses à angle droit sur l'abdomen.

Position génu-pectorale ou **génu-cubitale.** — La femme est à quatre pattes, la tête plus basse que le tronc, les reins creusés, les cuisses écartées, les genoux fléchis; de la sorte les viscères tombent vers le diaphragme, le vagin s'étale largement sous le spéculum. Cette position fait atteindre aisément par le regard ou les instruments la partie antérieure du vagin.

2. — MOYENS D'EXPLORATION

Inspection simple. — Elle donne peu de renseignements précis et ne permet de constater que des modifications extérieures grossières : augmentation du volume du ventre, vergetures, circulation veineuse complémentaire, éventration, varices de la vulve, œdème des jambes..., etc.

Palper abdominal simple. — Il est plus précieux.

La malade a pris un purgatif, la veille, pour vider son gros intestin; elle est couchée, les épaules relevées, la bouche ouverte, respirant librement, les jambes légèrement fléchies. Les deux mains exploratrices sont appliquées à plat, appuyant de toute l'étendue de la paume; elles ne seront pas froides, pour éviter la contraction réflexe des muscles abdominaux. Le palper peut être rendu difficile, obscur ou impossible par la rigidité des muscles abdominaux, qui empêche toute exploration ou simule une tumeur; par le météorisme, qui tend la paroi du ventre à tel point qu'on ne sent rien; par la graisse, qui, en couche épaisse, ne permet de rien sentir.

On procédera méthodiquement : on explorera d'abord le petit bassin, les doigts s'enfonçant derrière le pubis, puis les fosses iliaques, l'hypogastre, les hypocondres, etc. On évitera de prendre *une fausse tumeur* pour une tumeur vraie : tel la vessie distendue par l'urine, il suffira de la vider par le cathétérisme; l iliaque bourré de Scybales, qui donnent une sensation argileuse, molle, assez nette; l'intestin distendu par le météorisme; les muscles droits contractés; la graisse amassée en tumeur au-dessus du pubis. On s'assurera que la tumeur sentie est bien *abdominale* et non *pariétale :* pour cela, on fera successivement asseoir et coucher la malade; la tension des droits empêchera de la sentir, si la tumeur est abdominale, elle n'empêchera pas si la tumeur siège dans la paroi.

Enfin on *endormira la malade*, si l'exploration était impossible par suite de la contracture des muscles, de la douleur provoquée, des difficultés éprouvées. On sentira mieux, on établira mieux ses connexions avec les organes génitaux ou les organes voisins, on fixera ses limites, on connaîtra positivement ses caractères : dureté, mollesse, fluctuation, etc.

Percussion. — Elle sert à délimiter la zone intestinale sonore et la zone mate produite par une tumeur, une ascite, mobiles ou non par le déplacement de la malade, selon que des adhérences ont ou n'ont pas fixé la tumeur ou l'ascite.

Toucher vaginal. — Il se pratique de la façon suivante :

Faire une injection antiseptique au préalable. Introduire l'index de la main droite ou gauche, il faut s'habituer à se servir des deux mains. Le pouce est étendu et tourné vers l'un des plis génito-cruraux, fuyant la ligne médiane et le clitoris. Les trois autres doigts sont fléchis et appuient sur le périnée et la fourchette vulvaire.

Le médius peut être quelquefois introduit, il est plus long et va plus loin, les détails sont aussi mieux perçus. Le doigt va d'avant en arrière suivant une des parois vaginales ; arrive, à l'état normal, sur la face antérieure du col ; explore cette face, l'orifice, contourne le museau de tanche ; explore successivement les culs-de-sac antérieur, postérieur, latéraux ; se retire en explorant les parois vaginales. Nous avons supposé la femme en décubitus dorso-sacré : la position de Sims ou génu-pectorale est indiquée quand le col se cache derrière le pubis ; la position debout, quand il y a déplacement de l'utérus ou du vagin. Si l'hymen existe, on pourra, sans le déchirer, pratiquer le toucher : soit en l'insensibilisant à la cocaïne, soit en endormant la malade et en procédant avec douceur : on a recommandé d'amollir préalablement l'hymen par l'application de tampons glycérinés, ou de pratiquer le toucher, les cuisses de la malade étant serrées, position dans laquelle l'hymen se laisse déprimer et peut être franchi sans rupture, tandis que, les cuisses écartées, il est tendu, résistant, prêt à se rompre.

Le doigt explorateur sera enduit de vaseline aseptique. Un lavage sera pratiqué après le toucher.

Toucher rectal. — Il se pratique avec l'index enduit de vaseline qui suit la lumière de l'intestin : obliqué en avant et en haut dans la traversée anale, en arrière et en haut dans le rectum. Il est indiqué chez les vierges, pour explorer le cul-de-sac de Douglas, pour s'assurer de la vacuité du rectum, pour explorer, en le combinant avec le toucher vaginal, la cloison recto-vaginale. On évitera l'erreur consistant à prendre pour une tumeur le col utérin qui appuie normalèment sur la cloison recto-vaginale, un des plus fermes moyens de soutien de l'utérus.

Exploration manuelle du rectum. — Elle est préconisée par Simon. C'est un procédé que la plupart des auteurs estiment brutal, dangereux, absolument inutile.

Toucher vésical. — Il est très rarement indiqué. Il suppose la dilatation préliminaire de l'urètre par des tiges de laminaire, des bougies d'Hégar graduées, le débridement aux ciseaux du méat qui est inextensible; combiné au toucher vaginal, il renseigne sur l'état de la cloison vesico-vaginale; combiné au toucher rectal, en cas d'atrésie du vagin, il renseigne sur l'état de l'utérus et des trompes.

Cathétérisme vésical. — Combiné aux touchers vaginal et rectal, il remplace le toucher vésical avec avantage, car il est plus simple, moins dangereux et aussi instructif.

Exploration bi-manuelle. — C'est le procédé de choix; il consiste dans la combinaison du palper abdominal au toucher vaginal ou au toucher rectal.

La femme est mise dans une des positions indiquées plus haut, selon les indications. Une main est sur l'abdomen, l'autre dans le vagin; elles combinent leur action : la main vaginale repousse vers l'autre le fond de l'utérus, les annexes; la main abdominale pousse vers la deuxième le col utérin, les annexes, le corps utérin déplacé, une tumeur pelvienne..., etc. Cet examen est rendu plus instructif par l'anesthésie chloroformique.

Examen au spéculum. — Il se fait à l'aide de trois variétés de spéculums qui sont : cylindriques, plurivalves, univalves.

Les *spéculums cylindriques* sont en bois, en ivoire, ou en métal; certains ont leur face interne étamée et brillante pour faciliter l'éclairage du vagin. Ils garantissent très bien les parois vaginales et servent surtout aux applications topiques, à l'usage du thermo-cautère. Avant de les introduire, on les plonge dans l'eau tiède, pour empêcher la formation d'une buée sur la surface étamée : on enduit de vaseline la face externe; on présente à la vulve entr'ouverte par la main gauche le bout du spéculum, qui est arrondi ou taillé en bec de flûte. On connaît par le toucher préalable la situation du col; on dirige le spéculum vers lui, en déprimant fortement la fourchette et en suivant le plus possible la paroi vaginale postérieure. La partie saillante du bec de flûte est tournée en arrière et passe sous le museau de tanche.

Parmi les *spéculums plurivalves*, celui de Cusco,

à deux valves, est le plus commode. Son extrémité est en bec de canard, les deux valves inclinées obliquement l'une sur l'autre : il n'a pas besoin d'embout. On le désinfecte en le plongeant dans l'eau bouillante, on l'enduit de vaseline; on présente le bec obliquement ou parallèlement à l'axe de la vulve, puis on pousse en déprimant la fourchette et en suivant la paroi vaginale postérieure; en même temps on tourne le spéculum de sorte que les valves soient superposées dans le plan vertical. L'écartement des valves permet d'étudier l'état du col et celui du vagin, si on retire progressivement le spéculum d'arrière en avant.

Un spéculum plus petit est construit pour les vierges, et sur le même modèle.

Le spéculum bivalve de Ricord est utile chez les femmes à vulve étroite ou sensible, mais à vagin large. L'embout dont il est muni, sa conicité en rendent l'introduction facile : les valves seront superposées, dans le vagin, dans le sens vertical et écartées grâce à la poignée extérieure.

Les *spéculums univalves* sont plus indiqués dans les actes opératoires qu'au cours d'un simple examen. Les valves de Sims sont unies deux à deux sur le même manche; celles de Simon s'articulent sur un manche unique et sont de dimensions variables. Les valves concaves servent à déprimer surtout la paroi vaginale postérieure et sont employées dans la position de Sims. Les valves plates servent à écarter la paroi vaginale antérieure.

Cathetérisme utérin. — Il sert à explorer la cavité utérine. Les instruments employés sont appelés *hystéromètres*. Le plus simple et le meilleur est formé d'une tige métallique assez rigide, mais cependant flexible, terminée par un bouton, portée par un manche assez gros. La tige est graduée en centimètres, mais ne portera pas de préférence de coulant. Avant de pratiquer l'hystérométrie, il faut s'assurer, par l'interrogatoire et l'emploi des divers moyens d'exploration, que la cavité utérine est vide. Le moindre doute à ce sujet sera une contre-indication absolue. On fera une injection vaginale et on flambera l'hystéromètre.

La situation du col étant connue, celle du corps connue de même, on introduit l'hystéromètre, avec ou sans spéculum. Dans le premier cas, le plus fréquent, on fixera au besoin le col par une pince et l'on poussera doucement l'hystéromètre dans l'axe connu du corps utérin. Il pénètre en général facilement et n'est serré qu'au niveau de l'isthme. Si l'extrémité est mobile dans l'utérus, c'est que les dimensions de sa cavité sont accrues; on saisit avec une pince à mors plat la tige de l'hystéromètre à l'orifice du col et on lit : normalement la cavité utérine mesure 5 à 6 centimètres de longueur.

On peut introduire, sans spéculum, l'hystéromètre, en le guidant sur le doigt jusqu'à l'orifice du col : l'ongle fixe sur la tige le niveau où elle disparaît dans l'utérus. Un *accident* peut se produire, c'est la *perforation de l'utérus* et la pénétration de l'hystéromètre dans le péritoine, par suite de manœuvres trop violentes, ou de friabilité anormale de l'utérus. Si l'instrument est septique, l'éclosion d'une péritonite est à craindre.

Toucher intra-utérin et dilatation artificielle du col. — La dilatation peut être pratiquée par des procédés sanglants ou non sanglants.

1° Procédés non sanglants. — Les procédés non

sanglants comprennent : la *dilatation lente* par des substances absorbantes et turgescentes, la *divulsion*, la *dilatation immédiate progressive*.

Parmi les substances turgescentes, la *laminaire* est la plus employée. Les tiges sont de différentes grosseurs et portent chacune un fil fortement fixé à une de leurs extrémités. Les tiges sont maintenues sèches par leur conservation dans l'alcool à 90°. Avant de les introduire, on lave le vagin et on saisit le col avec une pince, puis la laminaire est poussée, sans que l'extrémité portant le fil disparaisse à l'orifice externe du col. La tige doit passer sans violence : il vaut mieux, si le canal cervical est étroit, introduire plusieurs tiges petites qu'une trop grosse. Au bout de dix heures, les tiges sont gonflées et il n'y a qu'à tirer sur le fil sortant du col pour les extraire ; quelquefois on éprouve de la difficulté quand la tige est gonflée en sablier. Cette manœuvre est en général inoffensive, mais on l'a vue provoquer de la métrite aiguë, aussi doit-on la pratiquer le plu aseptiquement possible.

La *divulsion* se pratique à l'aide du dilatateur à deux ou trois branches que l'on introduit fermées, que l'on écarte et que l'on retire ainsi écartées. C'est un bon procédé, mais qui peut amener parfois des déchirures du col.

La *dilatation immédiate progressive* est obtenue à l'aide de dilatateurs gradués, que l'on introduit successivement dans le canal cervical, en commençant par les plus petits et ceux qui entrent sans difficulté. Les bougies d'Hégar sont les plus employées : elles ont 12 à 14 centimètres de longueur, portent une poignée plate, longue de 5 centimètres à une extrémité et sont coniques à l'autre bout. Elle sont cylindriques, en métal nickelé ou en gomme durcie et parfaitement nettoyables. La bougie n° 1 a 2 millimètres de diamètre et celui-ci augmente d'un millimètre par numéro. Pour les introduire, la malade endormie est dans la position dorso-sacrée, les parois vaginales sont maintenues par des écarteurs de Sims, et la lèvre supérieure du col est saisie par une pince érigne; la position du corps utérin étant connue par le palper et le toucher, on introduit une petite bougie enduite de vaseline iodoformée dans la direction connue du col et du corps utérin; on la laisse quelques secondes, on la retire, on introduit un numéro plus fort. Quand le col est mou, la dilatation marche très bien; dans d'autres cas on ne peut obtenir une dilatation suffisante; il est bon dans ce cas de ramollir préalablement le col par l'introduction d'une tige de laminaire et d'achever la dilatation par des bougies d'Hégar.

2° Procédés sanglants. — Les procédés sanglants de dilatation du col sont : le *débridement de l'orifice externe* et l'*incision bilatérale complète du museau de tanche.*

Pour *débrider l'orifice externe du col*, on donne à sa droite et à sa gauche un coup de ciseau; l'incision, de 1 à 2 centimètres, suffira à passer le doigt; après un lavage intra-utérin, on suturera les incisions au catgut.

L'*incision bilatérale complète du museau de tanche* suppose en général la ligature préalable des utérines pour prévenir l'hémorragie. Cette ligature se pratique à l'aide d'une aiguille courbe de Deschamps.

On attire à droite le col utérin fixé par une pince et on sent dans le cul-de-sac latéral gauche les battements de l'utérine; l'aiguille est introduite à un doigt en dehors du col, en arrière d'une ligne tangente au bord antérieur du col, pour éviter l'uretère. L'aiguille traverse, dans la base du ligament large, le plus possible de tissus; entraînant à sa suite un fort fil de soie et ressort le plus près possible du point d'entrée, derrière lui, et à la même distance du col. Le fil est serré.

Même pratique du côté droit. On abaisse alors le col et l'on fait de chaque côté, au bistouri, une incision allant jusqu'à l'insertion vaginale.

Si l'on éprouve de la difficulté à introduire le doigt, on glisse un bistouri boutonné qui scarifie, de chaque côté, la cavité de la portion supravaginale du col, jusqu'à ce que le doigt puisse passer.

On explore; on lave la cavité utérine, puis on suture le col au catgut ou au crin de Florence en affrontant exactement les deux muqueuses, interne et externe. On enlève le fil constricteur des utérines et l'on met un tampon iodoformé dans le vagin.

Une fois la dilatation obtenue, le *toucher intra-utérin* est pratiqué et il renseigne sur l'état de la muqueuse, sur l'existence d'un fibrome, d'une tumeur quelconque..., etc. Il sera suivi d'un lavage antiseptique (eau phéniquée à 1 p. 100) et la malade restera au repos pendant 48 heures.

L'hémorragie provoquée peut être abondante et cesse par des injections intra-utérines très chaudes (45 ou 50 degrés) et par un tamponnement à la gaze iodoformée.

Curettage explorateur. — Il peut être pratiqué après dilatation.

Il ramène des parcelles de muqueuse dont l'aspect aide à établir un diagnostic douteux.

Excision d'une portion du col. — Quand on hésite, par exemple, entre un cancer et une métrite hypertrophique, l'excision, suivie de l'examen histologique de la portion enlevée, sera précieuse aussi pour le diagnostic. On enlèvera un fragment en coin, à l'aide du bistouri ou des ciseaux, et on arrêtera l'écoulement de sang par un attouchement au thermocautère.

II. — DÉVELOPPEMENT DES ORGANES GÉNITAUX DE LA FEMME

La connaissance de l'embryologie est indispensable pour comprendre les malformations et les anomalies que peuvent présenter ces organes et qui portent sur la vulve, le vagin, l'utérus, soit ensemble, soit séparément.

1. — DÉVELOPPEMENT DES ORGANES GÉNITAUX PROFONDS

Aux dépens de la paroi cœlomique, à droite et à gauche de la colonne vertébrale, apparaissent de bonne heure les *éminences génitales*, recouvertes par l'épithélium péritonéal, ou *épithélium germinatif* de Waldeyer.

De cet épithélium dérivent la glande, qui sera testicule chez l'homme, ovaire chez la femme. Chaque éminence est unie à la région inguinale par un pli péritonal, *gubernaculum* de Hunter, qui sera, chez la femme, le ligament rond et le ligament utéro-ovarien.

En dehors des éminences génitales, la paroi cœlomique se soulève aussi et forme le *corps de Wolff*, duquel s'échappe, se dirigeant en bas, son canal excréteur, *canal de Wolff*. En dehors se trouve le *canal de Müller*, dérivé aussi de la paroi du cœlome. Celui-ci s'ouvre par son extrémité supérieure dans la cavité péritonéale, par son extrémité inférieure comme d'ailleurs le canal de Wolff, dans le *cloaque*.

Le cloaque est la cavité commune à l'intestin caudal, futur rectum, et à l'allantoïde, future vessie, émanée du rectum.

Jusqu'alors les sexes sont indistincts. Quand le sexe féminin se révèle, les modifications suivantes apparaissent. Les canaux de Müller se rapprochent par leur partie inférieure et, soulevant le péritoine avec eux, forment les ligaments larges; ils s'accolent sur la ligne médiane, la cloison intermédiaire disparaît et ils forment une canal unique, le vagin et l'utérus. Le gubernaculum de l'ovaire passe sur la face antérieure du canal de Müller, lui adhère, est entraîné avec lui et forme, au-dessous de l'adhérence, le ligament rond, au-dessus d'elle le ligament utéro-ovarien. La partie des canaux de Müller restée libre forme les trompes. Le cloaque se subdivise par deux cloisons verticales venues des parois du bassin en deux étages : en arrière, le canal intestinal ou rectum, en avant, le canal uro-génital : celui-ci se subdivisera en une portion urinaire située en avant : vessie et urètre, et une portion génitale située entre la vessie et le rectum : vagin et utérus.

La glande génitale ou ovaire abandonne en même temps sa position primitive, attirée par le gubernaculum, abaissée par la croissance considérable de la région lombaire, et vient se placer transversalement dans le bassin, en arrière et au-dessous des trompes.

Le canal de Wolff forme, chez la femme, par sa partie supérieure, le *canal de l'époophore*, situé dans le méso-salpynx et par sa partie inférieure le *canal de Gartner*, situé dans la paroi antérieure du vagin, venant s'ouvrir dans le vestibule, sur les côtés du méat urinaire.

Le corps de Wolff donne par les canaux de sa partie supérieure ou sexuelle l'*organe de Rosenmüller*, l'*hydatide pédiculée* de la trompe de Fallope; par les canaux de sa partie inférieure ou urinaire, le *parovaire*.

2. — DÉVELOPPEMENT DES ORGANES GÉNITAUX EXTERNES

En regard du cloaque, l'ectoderme se déprime et son fond finissant par se perforer, l'orifice cloacal est formé :

Il se subdivise par la formation de la cloison périnéale en l'orifice anal communiquant avec le rectum et l'orifice uro-génital, situé en avant, communiquant avec le canal uro-génital.

Sur le pourtour de l'orifice ou du sinus uro-génital, apparaissent des formations ectodermiques :

En avant, le *tubercule génital*, médian;

En arrière de lui et sur les côtés du sinus, les *replis génitaux*.

Sur la face postérieure du tubercule apparaît un sillon profond qui se dirige vers le sinus.

Chez la femme, le tubercule formera le clitoris; les deux lèvres du sillon génital formeront les petites lèvres et les replis génitaux les grandes lèvres; chez l'homme, le tubercule forme la portion pénienne de l'urètre, et les deux bords du sillon se soudent pour fermer le canal urétral; les replis génitaux forment le scrotum.

« Le mécanisme de formation de l'hermaphrodisme apparent est des plus simples. Si l'on veut bien se rappeler que la femme, de par ses organes génitaux externes, est un homme hypospade du dernier degré, tandis que l'homme hypospade, de par ses organes génitaux externes, est une femme, — on comprendra facilement qu'un simple arrêt de développement des organes génitaux externes chez un sujet mâle quant au reste, donne lieu au *pseudo-hermaphrodisme féminin*, de même que la soudure anormale des deux grandes lèvres et le développement exagéré du clitoris engendre le *pseudo-hermaphrodisme masculin* chez un sujet, quant au reste d'ailleurs femelle de tous points. » (Ch. Debierre.)

III. — MALADIES DE LA VULVE

1. — MALFORMATIONS DE LA VULVE

Elles sont nombreuses et dues à des anomalies de développement.

Atrésie de la vulve. — Elle est due à l'absence de développement du sinus uro-génital et à la non-mise en communication des organes internes avec l'extérieur. Les organes internes peuvent présenter deux dispositions différentes : ou bien les trois cavités, rectum, vagin, vessie, communiquent; ou bien le cloisonnement s'est effectué et les trois cavités sont séparées. L'urètre est toujours atrésié, en même temps que la vulve; l'anus l'est aussi en général. Le développement explique cette communauté.

Persistance du cloaque par absence de cloisonnement. — Elle s'observe quelquefois. L'intestin est séparé du vagin, mais l'éperon destiné à former le périnée ne se développe pas : l'anus et le vagin s'ouvrent au même point, en même temps que l'urètre : c'est la persistance du sinus cloacal.

Persistance du sinus uro-génital. — Elle se caractérise par un canal unique assez long, où aboutissent simultanément l'urètre et le vagin. L'anus, au contraire, est bien formé.

Hypospadias. — Il existe quand, le sinus uro-génital ayant disparu normalement, l'allantoïde sert uniquement à former la vessie : il n'y a pas d'urètre, et la vessie s'ouvre avec le vagin à la vulve.

Abouchement de l'uretère à la vulve. — Il s'accompagne d'incontinence d'urine congénitale. Son explication embryogénique est obscure.

Malformations des grandes et des petites lèvres. — Les grandes lèvres peuvent faire défaut.

Les petites lèvres sont souvent hypertrophiées, dépassant d'une longueur variable les grandes lèvres; plus rarement elles manquent. Elles peuvent se souder à leur angle supérieur et gêner la miction.

Malformations de l'hymen. — L'hymen présente des malformations très variables dont la *connaissance est indispensable* au médecin légiste.

Il peut être profondément situé, comme chez l'enfant, à 1 ou 2 centimètres de la vulve; on a observé des cas d'hymen double et même quintuple La forme est très variable; au lieu de l'hymen normal, échancré en lunule, à bords réguliers, on observe l'hymen godronné, l'hymen frangé, l'hymen infundibuliforme.

L'imperforation s'accompagne de rétention vaginale Enfin, au point de vue de sa structure, l'hymen peut être épais ou, au contraire, spécialement mince; rigide ou malléable à volonté; vasculaire, au point de donner lieu à des hémorragies graves au moment de la défloraison. Son absence est exceptionnellement rencontrée.

2. — DÉCHIRURES DU PÉRINÉE

Étiologie. — Elles constituent les traumatismes les plus fréquents de la vulve. Elles se produisent au cours de l'accouchement, et reconnaissent une cause efficiente unique : le passage d'une partie fœtale : la tête le plus souvent, le siège plus rarement. Les causes adjuvantes sont multiples : du côté de la mère rigidité des tissus chez les primipares âgées, étroitesse anormale de la vulve; du côté de l'enfant : volume excessif ou position postérieure non réduite de la tête fœtale, issue trop rapide; du côté de l'opérateur : introduction hâtive de la main dans le vagin, mauvaise application du forceps.

ANATOMIE PATHOLOGIQUE. — La déchirure incomplète est celle qui n'arrive pas jusqu'à l'anus; les degrés en sont variables, selon qu'elle ne fait qu'entamer la fourchette, qu'elle empiète plus ou moins sur le périnée et intéresse en partie le sphincter anal. La déchirure est complète quand le cercle anal est rompu. Les orifices vulvaire et intestinal ne font qu'un.

La cloison recto-vaginale forme une ogive d'aspect cicatriciel dont la concavité regarde en bas. Des bourrelets hémorroïdaires font saillie à l'extérieur du côté de l'anus et la cystocèle est fréquente. On distingue aussi deux degrés de gravité : dans le premier, les orifices seuls communiquent; dans le second, il y a destruction variable de la cloison recto-vaginale.

La *déchirure centrale* du périnée est exceptionnelle et on a pu voir passer l'enfant à son niveau. Mais le plus souvent elle s'agrandit et s'étend, soit en avant vers la vulve, soit en arrière vers le rectum, soit des deux côtés à la fois.

SYMPTÔMES. — Les symptômes fonctionnels sont nombreux dans les cas prononcés. Ils tiennent à la cystocèle et consistent dans des troubles urinaires variés; à la rupture du sphincter anal, laquelle s'accompagne d'incontinence des gaz et de matières fécales; au prolapsus du rectum; à la chute de l'utérus, laquelle est suivie de douleurs dues à la métrite et au tiraillement exercé sur les ligaments larges.

L'examen de la femme en position dorso-sacrée montre les lésions du périnée déjà connues.

Diagnostic. — Il ne présente donc aucune difficulté.

Traitement. — Il s'impose, à cause des troubles variés que cet état comporte.

Dans les cas de déchirure récente, il faut faire la suture immédiate, par exemple le jour même ou le lendemain de l'accouchement ou du traumatisme; cette règle serait infirmée par la faiblesse extrême de l'accouchée, le manque d'aides. Cette pratique a l'avantage d'éviter une opération plus complète et de fermer la porte aux inoculations. Dans les cas graves, on pourra recourir au chloroforme pour anesthésier la malade; dans les cas plus bénins, à la cocaïne, en badigeonnages ou en injections. A l'aide de l'aiguille courbe d'Emmet, on passe 3 à 5 fils profonds qu'un doigt, introduit dans le rectum, guide et empêche de perforer l'intestin; ces fils, des crins de Florence en général, rapprochent les tissus; par-dessus on fait un surjet superficiel au catgut ou à la soie : crins et soies sont enlevés le 10e jour.

L'opération est pratiquée le plus souvent un temps variable après l'accouchement et c'est à elle qu'on donne le nom de *périnéorraphie*. Elle consiste à aviver les lèvres de la plaie généralement cutisées ou cicatricielles et à réunir par la suture les parties avivées et cruentées. Des procédés nombreux ont été imaginés pour restaurer le sphincter anal et la cloison vagino-rectale. Leur description appartient aux livres de médecine opératoire.

3. — INFLAMMATION DE LA VULVE

Étiologie. — La cause la plus fréquente est le gonocoque de Neisser, qui existe rarement sur la vulve seule, mais qui végète aussi dans le vagin et l'urètre; c'est lui qui est responsable, non seulement dans les cas isolés, mais dans les épidémies de maison où la contagion se fait par les linges, les bains, dans les épidémies d'école ou d'hôpital.

Les agents saprogènes peuvent proliférer également chez les petites filles malingres et mal tenues, lymphatiques ou scrofuleuses; les femmes sales, obèses, y sont exposées.

Anatomie pathologique. — Selon que l'inflammation porte sur la partie muqueuse ou cutanée des éléments constituant la vulve, on a décrit une vulvite *sébacée* ou *folliculaire* et une vulvite *catarrhale* ou *muqueuse*.

Dans la première, on observe des pustules d'acné, des furoncles, de la folliculite, et l'adénite est la règle dans le pli de l'aine; dans la seconde, la muqueuse est rouge, chaude, il y a un léger suintement, non seulement sur la face muqueuse des grandes et petites lèvres, mais aussi à l'orifice urétral, au pourtour du canal excréteur des glandes de Bartholin.

Symptômes. — Ils débutent par de la douleur locale, aggravée par la marche, le croisement des cuisses, la miction. Il s'écoule un liquide clair qui irrite la partie interne des cuisses, la région interfessière. La malade ressent de la douleur au pli de l'aîne. A l'examen, la muqueuse est rouge, boursouflée et couverte de pus; la peau est le siège de petits abcès de folliculite, quelquefois furonculeux. Des abcès peuvent survenir, c'est la *vulvite phlegmoneuse*. La dysurie est due à l'urétrite. La *bartholinite* est une complication fréquente.

Diagnostic. — Il est facile. Celui de la cause peut exiger un examen bactériologique, surtout chez l'enfant, en cas de recherche médico-légale.

Le phlegmon de la grande lèvre diffère de la bartholinite en ce que la fluctuation siège à la partie externe de la grande lèvre et non à sa partie interne ou muqueuse.

Traitement. — Lavages fréquents à l'eau boriqué, à l'eau blanche, au permanganate de potasse au 1/4000e. — S'attaquer à la vaginite quand elle est la cause de la vulvite. Cautériser la vulve au nitrate d'argent au 1/50e en cas de blennorragie. Cautériser au crayon de nitrate l'orifice des glandes de Bartholin et au thermocautère les follicules périurétraux, ouvrir les abcès et les bubons.

4. — ŒDÈME DE LA VULVE

Il s'observe dans des conditions multiples : pendant la grossesse, il est dû à la gêne de la circulation en retour ; après l'accouchement, il est unilatéral et indique une infection locale, ulcération, escarre du vagin.

Dans l'anasarque généralisé (maladies du cœur, du rein, du foie), il est dû à la laxité du tissu cellulaire des grandes lèvres, et est analogue [illegible]ui qu'on observe chez l'homme, au scrotum.

Dans les lésions inflammatoires de la vulve, il s'explique par le phénomène de la fluxion collatérale et il s'observe dans les vulvites aiguës, dans le chancre syphilitique, dans le chancre mou.

5. — GANGRÈNE DE LA VULVE

Elle peut être due à un traumatisme local (accouchement par exemple) avec mauvais état général; on l'observe dans les dysuries, brightisme, diabète; chez l'enfant scrofuleux elle survient comme les maux de la bouche; dans les maladies infectieuses, elle est due au mauvais état général et aux infections locales.

Traitement. — Il sera avant tout antiseptique, local et reconstituant général.

6. — ÉRYSIPÈLE DE LA VULVE

Il est dû, ici comme ailleurs, au streptocoque pyogène pénétrant à la faveur d'une éraillure de l'épithélium (œdème, ulcérations vénériennes..., etc.). Il est fréquent chez le nouveau-né. Chez la femme, il peut survenir au moment des règles et soulève les mêmes questions que l'érysipèle cataménial en général. Il est probable que le streptocoque vit sur place et se développe tous les mois à la faveur de la congestion sanguine locale ou de l'affaiblissement général que provoquent les pertes.

Les symptômes n'ont rien de spécial : frissons violents d'abord et adénite inguinale du côté correspondant; puis plaque d'érysipèle, avec ses caractères classiques. Il évolue vers la guérison ou vers la suppuration et la gangrène selon les soins locaux et l'état général. L'érysipèle peut s'étendre vers le vagin. L'érysipèle cataménial peut être supplémentaire, c'est-à-dire se montrer régulièrement à l'époque des règles qui manquent, soit d'une façon transitoire, soit définitivement comme après la ménopause.

7. — ECZÉMA DE LA VULVE

Forme aiguë. — Elle a un début brusque et une marche rapide. Elle se manifeste d'abord par une sensation de brûlure, suivie bientôt de tuméfaction et de rougeur intense. Sur un fond rouge vif apparaissent de petites vésicules transparentes, visibles surtout en regardant la peau obliquement par l'éclairage latéral. Elles sont du volume d'une petite tête d'épingle et ulcérées par le grattage. Il y a une fièvre légère et de l'embarras gastrique. Cette forme dure 10 à 15 jours; si la guérison tarde plus longtemps l'eczéma passe à l'état chronique.

Forme chronique. — Désignée sous le nom d'*eczéma rubrum*, elle débute en général, comme la précédente, par les grandes lèvres; de là, elle s'étend au pubis, aux plis génito-cruraux et à la face interne des cuisses; dans les cas non traités seulement, l'eczéma envahit le vagin. Il existe des démangeaisons insupportables, une sensation de brûlure qui s'étendent des grandes lèvres à la fourchette, au pourtour de l'anus.

La rougeur de ces régions se couvre de croûtes, se parsème d'excoriations donnant un suintement abondant, de fissures profondes, comme le fait l'eczéma des mains.

Étiologie. — Les causes sont l'arthritisme et, dans ce cas, l'eczéma éclôt surtout au printemps; le diabète est noté très fréquemment.

DIAGNOSTIC. — Il sera établi avec les ulcérations vénériennes, qui ont leurs caractères propres que nous verrons plus loin ; avec les vésicules d'herpès, qui sont plus grosses,agminées, reposant sur un derme non induré, comme il l'est toujours dans l'eczéma ; avec le prurit vulvaire, qui ne s'accompagne d'aucune éruption.

TRAITEMENT. — Pour la forme aiguë, il consistera dans l'emploi d'applications locales d'eau bouillie, de cataplasmes, de fécule; dans la prescription du traitement général anti-eczémateux : abstention de boissons alcooliques,de poisson, de charcuterie, purgatifs légers..., etc.

Dans les cas chroniques,on aura recours aux cautérisations par le nitrate d'argent au 1/50e, à l'oxyde de zinc; on traitera la diathèse arthritique et le diabète.

8. — DIPHTÉRIE DE LA VULVE

Elle peut exister seule, mais le plus souvent elle coexiste avec d'autres manifestations analogues chez le même sujet : diphtérie cutanée, pharyngienne..., etc. Le bacille de Löffler est la cause : l'inoculation est faite par le sujet lui-même en général et les fausses membranes ne présentent à ce niveau aucun caractère spécial. Les enfants surtout sont exposées à cette affection, dont le pronostic est en général réglé par l'affection concomitante, pharyngée ou laryngée. Cependant la localisation vulvaire est une complication sérieuse, car elle aggrave les phénomènes généraux d'infection. Enfin, quand cette vulvite spécifique existe seule, indépendamment de toute autre manifestation diphtérique, les accidents d'intoxication peuvent survenir, telles les paralysies.

9. — HERPÈS DE LA VULVE

Symptômes. — L'herpès est caractérisé par des vésicules à contenu transparent, du volume d'une tête d'épingle, réunies en amas, tantôt peu nombreux, tantôt multiples, d'où la distinction, admise par les auteurs en deux variétés : l'*herpès discret*, l'*herpès confluent*. Quand un groupe unique de vésicules existe, l'herpès est dit *solitaire* (Fournier). L'apparition de l'herpès est en général annoncée, par des troubles prodromiques : fatigue, courbature, frissons, céphalée. — Des troubles digestifs accompagnent l'herpès, surtout la forme confluente : inappétence, langue saburrale, fièvre légère. L'affection débute par de la rougeur avec sensation de démangeaison, de chaleur, de cuisson même, sur les grandes lèvres et parfois sur les petites. Cette rougeur diffuse ou en plaques se couvre de vésicules opalines : elles sont toujours groupées en amas, même quand la rougeur est diffuse. Leur contenu, clair au début, se trouble; plusieurs vésicules se réunissent en une bulle pemphigoïde, ou bien elles se crèvent, donnent lieu à une ulcération à bords polycycliques d'un rouge vif ou bien couverte de croûtes. Celles-ci se dessèchent, tombent et laissent voir une tache violacée persistant assez longtemps. La peau peut même s'hypertrophier en ce point ulcéré et on peut croire à une papule syphilitique. Les ganglions lymphatiques correspondants sont gonflés et douloureux. L'herpès dure 8 à 10 jours dans la forme confluente, 1 à 2 jours dans la forme discrète. Mais il est sujet à des récidives; certaines femmes en sont atteintes à chaque période menstruelle (*bouton de règles*).

Étiologie. — L'herpès accidentel se développe à la suite d'un traumatisme ou d'une autre affection locale : blennorragie, chancres, syphilides, défaut de propreté ; il est amené par les règles. L'herpès constitutionnel se reproduit sans causes, chez certaines femmes, avec une opiniâtreté désespérante. Il ne paraît pas être contagieux et l'inoculation du liquide des vésicules d'herpès a rarement été suivie de succès

Diagnostic. — Il doit être établi avec le chancre syphilitique, chancre mou, les syphilides.

10. — CHANCRE SYPHILITIQUE DE LA VULVE

Il ne présente pas une dépression, mais au contraire une légère saillie ; sa surface est lisse, rouge foncé, vernissée, recouverte parfois d'un exsudat adhérent : si on l'enlève, il se produit un piqueté hémorragique. Son centre se creuse d'une légère érosion, différente de l'ulcération de l'herpès et non polycyclique comme celle-ci. Le chancre, pris entre le pouce et l'index, donne une sensation de dureté cartilagineuse ou parcheminée ; l'herpès n'en donne pas.

Le chancre ne donne ni cuisson, ni démangeaison. La pléiade ganglionnaire, à ganglions petits, mobiles, avec un seul ganglion plus volumineux que les autres (*préfet de l'aine*, de Ricord), à ganglions indolents, est caractéristique.

Le chancre n'évolue pas en 8 ou 15 jours, il dure en général plus longtemps. La roséole secondaire lèverait le doute.

11. — CHANCRE SIMPLE OU CHANCRE MOU

Il peut être simulé par la forme confluente de l'herpès, car les chancres sont toujours multiples par auto-inoculation. Mais les ulcérations chancrelleuses diffèrent des ulcérations herpétiques, les bords sont taillés à pic, décollés : le fond est sanieux, inégal, anfractueux, jaunâtre ; la suppuration est épaisse et abondante. Il y a fréquemment de l'adénite suppurée ou bubon. L'inoculation donnera un résultat positif. On pourra rechercher et on trouvera le streptobacille spécifique de Ducrey.

12. — SYPHILIDES DE LA VULVE, PAPULEUSES, EROSIVES, ULCÉREUSES

Elles sont disséminées sur une plus grande étendue de la vulve. Elles coexistent avec d'autres manifestations : cutanées, buccales, anales. Elles cèdent rapidement au traitement spécifique local et général.

Traitement. — Bains tièdes prolongés, cataplasmes de fécule contre la douleur; saupoudrer les ulcérations avec une poudre formée, à parties égales, de poudre d'oxyde de zinc, de sous-nitrate de bismuth, d'iodoforme. Toucher les ulcérations persistantes au nitrate d'argent.

13. — ESTHIOMÈNE DE LA VULVE

Cette affection (de εσθιειν, ronger) se caractérise par sa tendance simultanée à l'hypertrophie et à la destruction progressive de la région vulvaire. Elle n'envahit pas les parties voisines, ni les ganglions et procède comme le lupus de la face : pour l'esthiomène, comme pour le lupus, la nature tuberculeuse semble démontrée, au moins dans un certain nombre de cas.

Anatomie pathologique. — Elle est très variable puisqu'on a classé sous la dénomination générique d'esthiomène les affections les plus dissemblables : telles que l'éléphantiasis, l'épithéliome tubulé, le syphilome, la gomme ; la présence de nodules tuberculeux et de bacilles de Koch a été positivement constatée dans certains cas.

Symptômes. — Ils sont variables, selon que l'affection se caractérise par une évolution principalement ulcérante ou hypertrophiante.

1° Forme ulcéreuse. — Les ulcérations peuvent être superficielles et à contours réguliers ou serpigineux, ou bien être profondes, et elles perforent alors la vessie ou le rectum. Les cicatrices qui succèdent à leur guérison peuvent amener une atrésie du vagin, de l'urètre ou de l'anus.

2° Forme hypertrophique. — L'augmentation porte surtout sur les petites lèvres, le capuchon du clitoris, les grandes lèvres quelquefois ; elle est régulière et prend l'aspect de l'éléphantiasis, ou irrégulière, formée de bourgeonnements et de mamelons d'inégale grosseur.

3° Forme mixte. — Elle est la plus fréquemment observée et constituée par l'union des deux formes précédentes.

Diagnostic. — Il doit être fait avec le chancre phagédénique qui s'accompagne d'engorgement ganglionnaire, avec les syphilides tertiaires qui cèdent au traitement ioduré, avec le cancer, qui présente une induration spéciale, l'éversion des bords ulcérés et de l'adénite.

Marche. — Elle est lente et l'affection peut durer 6 à 8 ans.

Traitement. — Il sera réalisé par la cautérisation des ulcères, l'excision au bistouri des parties hypertrophiées, le curettage, l'ignipuncture.

14. — TUMEURS DE LA VULVE

Elles sont multiples et de nature très variable.

Tumeurs variqueuses. — Elles s'observent surtout dans la grossesse et peuvent atteindre un volume considérable. Elles forment des paquets bleuâtres, mous; elles peuvent se rompre et être la source d'une hémorragie mortelle; elles peuvent s'infecter et causer une phlébite; leur rupture sous-cutanée produit le thrombus.

Hématome ou thrombus de la vulve. — Il est dû à la rupture d'une veine, le plus souvent variqueuse. Il est provoqué par l'accouchement à la suite d'efforts violents, par l'issue précipitée de la tête. Une seule lèvre est en général le siège de l'épanchement sanguin et elle peut atteindre un volume considérable, celui du poing, d'une tête de fœtus. Le thrombus peut se résorber; s'il s'ulcère, il se produit une hémorragie grave; s'il suppure, la septicémie peut emporter la malade.

Traitement. — Il faut, de parti pris, ouvrir tout thrombus qui dépasse le volume du poing, le drainer, mettre une pince sur les veines qui saignent, bourrer de gaze iodoformée la cavité. Si le thrombus est petit, on laissera la résorption se faire seule, en se contentant de tenir le vagin et la vulve aseptiques.

Végétations ou **papillomes**. — Ce sont des tumeurs en chou-fleur de volume variable; les plus petites sont appelées *crêtes de coq*. De coloration blanc rosé, elles siègent de préférence au pourtour de la vulve et envahissent le périnée, la marge de l'anus. Elles sont dues à l'hypertrophie des papilles cutanées ou de la muqueuse vaginale. Produisant en général un écoulement sanieux et fétide, elles sont le siège d'ulcérations que provoque la marche et qui sont très douloureuses.

Étiologie. — Elles sont souvent causées par la syphilis et la blennorragie, mais peuvent exister en dehors d'elles; elles reconnaissent pour causes le manque de propreté, la leucorrhée des femmes enceintes, l'irritation des papilles; la possibilité de leur inoculation n'est pas démontrée.

Traitement. — Il consistera dans l'excision au bistouri ou aux ciseaux, à l'aide de la cocaïne, suivie de cautérisation au thermocautère de la base des végétations. Ce traitement sera exécuté même pendant la grossesse, car ces végétations et les ulcérations qu'elles portent peuvent être l'origine de l'infection après les couches.

Eléphantiasis de la vulve. — Cette affection est caractérisée par un épaississement considérable du derme et du tissu cellulaire sous-cutané; elle est rare sous nos climats. Les grandes lèvres peuvent peser plusieurs kilos et atteindre le volume d'une tête d'adulte, de manière à tomber jusqu'au genou de la malade. Les lésions anatomiques sont variées, mais un fait est commun à toutes les formes, c'est la dilatation considérable des lymphatiques.

Étiologie. — Elle est assez obscure et le traumatisme a été souvent incriminé.

Symptômes. — Le principal symptôme consiste dans la tuméfaction qui gêne la miction et la marche, d'autant plus que l'épaississement atteint le périnée, la marge de l'anus. Les ulcérations dont la tumeur se couvre ont tendance à guérir. Il n'y a pas de douleur. La consistance est dure ou molle et œdémateuse; la peau est lisse ou couverte d'aspérités.

Traitement. — Ablation au bistouri, avec réunion par première intention.

15. — KYSTES DE LA VULVE

Ils sont de nature multiple : deux variétés sont intéressantes à connaître.

Kystes séreux de la grande lèvre. — Ce sont pour les uns des kystes du canal de Nück ou canal vagino-péritonéal; pour Duplay et Beurnier, ce canal n'existe pas, et les kystes développés à ce niveau sont des kystes sacculaires développés dans un sac herniaire déshabité.

Kystes des glandes de Bartholin. — Ils sont formés par une poche uni ou multiloculaire; ils se développent aux dépens de la totalité ou d'une partie de la glande. Leur forme est ovoïde, leur contenu visqueux, incolore ou plus ou moins coloré par le sang. Ils siègent en général à gauche, à la moitié postérieure de la grande lèvre, plus près de la muqueuse que de la peau; ils sont indolores, élastiques, plutôt que fluctuants à la pression. Ils amènent de la gêne dans la marche, de la douleur dans le coït, sont susceptibles de s'enflammer et de suppurer. On distingue, depuis Huguier, deux variétés de kystes :

1° Le *kyste du canal excréteur*, qui est superficiel, de la grosseur d'une noix et siégeant à la base de la petite lèvre qu'il déplisse, placé sous la muqueuse qui glisse sur lui et le laisse voir par transparence; par pression on peut faire sourdre quelquefois du liquide visqueux.

2° Le *kyste de la glande*, plus profond, plus volumineux, siège dans la grande lèvre, contre la branche montante de l'ischion, et fait saillir en dedans la muqueuse vaginale et la petite lèvre.

Diagnostic. — On établira, par la palpation, la ponction exploratrice au besoin, que la tumeur est liquide. Les kystes des glandes de Bartholin, par leur position dans la moitié postérieure, se différencient des kystes séreux de la grande lèvre ou hydrocèles de la femme, qui sont soit un kyste du canal de Nück, soit un kyste herniaire; on peut observer aussi à ce niveau une bourse séreuse occasionnée par le frottement d'un bandage sur une hernie. Les épiplocèles irréductibles ont une consistance pâteuse, lobulée; elles se prolongent à travers l'orifice inguinal par un pédicule au niveau duquel on sent l'impulsion à la toux; une enterocèle est sonore. L'ovaire hernié est plus dur, généralement réductible dans le ventre.

Traitement. — Ablation totale de la glande par dissection : les parois de la poche sont si minces que cette dissection est parfois laborieuse.

10. — CANCER DE LA VULVE

Le cancer primitif de la vulve est rare; il est souvent secondaire à un cancer de l'utérus et du vagin.

Formes histologiques. — Les formes histologiques sont variables et nombreuses.

L'*épithélioma* est le plus fréquent, surtout la forme pavimenteuse tubulée. Il débute dans le sillon séparant la grande et la petite lèvre le plus souvent, rarement au méat urinaire, par des nodules recouverts de lames épithéliales épaisses ; ces squames forment le psoriasis vulvaire, sous lequel le cancroïde évolue ; puis la tumeur s'ulcère, envahit les parties voisines, rarement le vagin ; les ganglions de l'aîne sont rapidement engorgés.

Le *sarcome* existe, surtout le sarcome mélanique.

Le cancer s'observe surtout de 40 à 60 ans, mais on en a observé dans le jeune âge, à 5 et 20 ans. Le prurit vulvaire, le psoriasis, la syphilis seraient une cause favorisante.

Symptômes. — Le début passe généralement inaperçu, et la malade souffre de prurit vulvaire souvent très intense. Puis la tumeur s'excorie et l'écoulement séro-sanguinolent, d'odeur fétide, apparaît. L'induration du début peut être limitée ou diffuse, étendue à une partie variable du pourtour de la vulve qu'elle rétrécit, se prolongeant de façon variable le long du vagin, surtout le long de l'urètre, qui forme un cordon dur. L'ulcération qui se fait sur cette base indurée a ses bords inégaux, taillés à pic, éversés, recouverts d'écailles épidermiques d'épaisseur variable ou de croûtes ; la sécrétion est sanieuse, fétide. Les hémorragies sont rares. Les ganglions de l'aîne se gonflent tardivement et la malade succombe lentement du fait de la cachexie, rapidement du fait de la généralisation cancéreuse ou d'une complication.

La marche est lente au début, à la période de simple prurit et de psoriasis. Quand l'ulcération s'est produite, l'évolution est plus rapide et le sujet succombe dans les 3 ans qui suivent. Certaines complications, telles que la suppuration de la vessie, du rectum, précipitent l'issue fatale.

Diagnostic. — Le diagnostic se fera avec les végétations qui ne présentent ni ulcérations, ni base indurée, ni adénite ; avec le chancre infectant, qui forme une saillie régulière, papuleuse, érodée, peu suintante, escorté d'une pléiade ganglionnaire et éclairé par la survenue des accidents secondaires ; avec les syphilides papulo-érosives, qui sont multiples, étendues à l'anus, très suintantes, cessant rapidement par le traitement spécifique ; avec le chancre simple, qui n'a pas de base indurée, qui a des bords à pic, un fond jaunâtre caractéristique, qui s'inocule et « vit en famille, entouré de ses rejetons » ; avec l'esthiomène qui ne s'accompagne pas d'adénite, ne présente que des ulcérations superficielles, donne peu d'écoulement et de douleur.

Traitement. — Il sera curatif, quand la tumeur est limitée et consistera dans l'ablation large avec restauration aussi parfaite que possible du méat urinaire et de l'entrée vaginale.

Il sera palliatif, plus tard, il calmera l'hémorragie et l'écoulement par le grattage et la cautérisation de l'ulcération.

17. — ABCÈS DES GLANDES DE BARTHOLIN OU BARTHOLINITE

Étiologie. — La bartholinite reconnaît en général les mêmes causes que la vulvite, à laquelle elle succède ; parmi elles, la blennorrhagie est la plus souvent observée. Elle peut être due à l'inflammation d'un kyste préexistant de la glande.

SYMPTÔMES. — Le premier symptôme est la douleur, vive, lancinante, avec irradiations vers le pubis et l'anus, avec tuméfaction et œdème de l'une des grandes lèvres qui devient rouge. Une saillie se développe sur la partie postérieure et muqueuse de la grande lèvre, qu'elle allonge par en bas ; d'abord dure, elle devient fluctuante; son volume est en général celui d'une noix. La collection s'ouvre par des pertuis, rapprochés à la face interne de la grande lèvre; ils aboutissent à un clapier commun et peuvent s'ouvrir également au périnée, au rectum. Par instants, survient une poussée aiguë, avec nouvel abcès, nouvelle fistule; l'affection est devenue chronique; c'est ce qu'on observe surtout dans la blennorrhée.

DIAGNOSTIC. — Il se pose avec le furoncle, qui siège à la face externe, cutanée, pilaire, qui a une forme et une évolution spéciales; avec le phlegmon de la grande lèvre, qui succède à une infection angioleucique et siège à la face cutanée ou externe.

TRAITEMENT. — On aura recours à l'incision large avec ouverture de tous les foyers et drainage; mais l'écoulement persiste souvent et, dans ce cas, on pratique l'extirpation totale de la glande, qui *est le procédé* de choix.

18. — PRURIT VULVAIRE

C'est un état pathologique spécial, caractérisé par des démangeaisons violentes de la vulve, en l'absence de toute lésion pouvant les expliquer.

ÉTIOLOGIE. — Elle est souvent obscure. On a invoqué une origine centrale. On l'a expliqué par une action réflexe sur la sensibilité de la vulve, à point de départ utérin ou ovarien. Le diabète a une action incontestable et la grossesse le provoque à son début et à la fin, quand la congestion pelvienne est maxima.

Symptômes. — Le symptôme essentiel est le prurit, le besoin de se gratter, qui est continu ou intermittent, exagéré surtout par la chaleur du lit, par les règles, par la grossesse.

Il siège sur le clitoris, les petites et les grandes lèvres. Il provoque des ulcérations qui sont l'origine de cuissons.

Il conduit à l'onanisme et souvent à des troubles mentaux graves.

Diagnostic. — Le diagnostic de la cause est souvent épineux : l'examen des organes génitaux, des urines, s'impose toujours.

Traitement. — Il sera hygiénique et l'on prescrira le régime antiarthritique : abstinence de poissons, de crustacés, de boissons alcooliques, d'épices, de charcuterie; boissons alcalines, laxatifs fréquents; traitement antidiabétique, s'il est indiqué.

Le traitement local aura pour but de faire cesser les éruptions vulvaires qui existent; de calmer le prurit par des badigeonnages à la cocaïne; de modifier l'état local par des badigeonnages au nitrate d'argent, par les scarifications linéaires.

19. — COCCYGODYNIE

On désigne sous ce nom une douleur intense localisée au coccyx, propre à la femme.

Causes. — Elle reconnaît des causes nombreuses : les maladies de l'utérus, la rétroversion surtout, la provoquent souvent; les lésions du coccyx, telles que l'ankylose, l'ostéite, la fracture traumatique, peuvent la produire.

Symptômes. — La douleur est limitée au coccyx, elle est violente et souvent comparable à une rage de dents. Elle est provoquée par la marche, l'acte de se lever, de s'asseoir, la défécation, le coït, l'effort.

Traitement. — Il s'adressera à la cause : hystéropexie dans la rétroversion; ablation du coccyx; électricité faradique contre la névralgie ou la névrite du plexus coccygien.

Il s'adressera au symptôme douleur : cocaïne en injection hypodermique; suppositoires belladonnés, etc.

IV. — AFFECTIONS DU VAGIN

1. — MALFORMATIONS DU VAGIN

Les malformations du vagin trouvent leur explication dans une anomalie du développement des organes génitaux.

Le vagin est formé par la fusion des deux canaux de Müller, avec disparition de la cloison que forme leur adossement. Si l'un de ces deux canaux se développe seul, on a le *vagin unilatéral;* si les deux s'arrêtent dans leur développement, on a le *vagin absent* ou *rudimentaire;* si la cloison persiste dans toute son étendue, on a le *vagin complètement cloisonné;* si elle persiste dans une partie seulement, le *vagin partiellement cloisonné;* quand l'adhérence unissant les deux parois antérieure et postérieure est mince, on a le *vagin cloisonné transversalement.*

Absence de vagin et vagin rudimentaire. — Dans l'absence complète, on ne trouve aucune trace de tissu vaginal entre la vessie et le rectum, mais seulement des traînées fibreuses, à la place que le vagin devrait occuper. L'utérus fait défaut totalement ou est rudimentaire; la vulve peut faire défaut également. D'autres fois, l'utérus est normal, les ovaires existent, mais sont stériles; moins souvent, ils sont le siège de douleurs menstruelles et périodiques. Le vagin peut faire défaut dans toute sa hauteur, mais parfois il existe des parties de ce canal développées. Les canaux de Müller se fusionnent de haut en bas; le vagin peut être bien conformé, au voisinage du col utérin, sur une longueur variable et être absent du côté de la vulve. De ce côté, le sinus ectodermique, qui va à l'encontre des conduits de Müller, peut s'allonger anormalement, exagéré encore par les tentatives de coït, et les deux canaux, se rapprochant plus ou moins, sont séparés par du tissu fibreux à travers lequel il faudra essayer de les réunir.

L'exploration se fera par le toucher rectal, associé au cathétérisme ou même au toucher vésical que facilite la dilatation considérable de l'urètre due au coït anormal. On percevra un cordon fibreux remplaçant le vagin non développé; si l'utérus existe, on le sentira; en cas contraire, la cavité pelvienne sera tout à fait déshabitée et on ne sentira aucun corps intermédiaire entre le doigt rectal et la main abdominale ou la sonde vésicale.

Traitement. — Il a pour but, soit de parer aux accidents que l'absence de vagin provoque, soit de créer un vagin artificiel. Si la rétention du sang menstruel ou hématométrie se présente, on fera l'hystérectomie; si l'utérus est absent et si les ovaires sont le siège de douleurs périodiques, la castration sera indiquée. La création d'un vagin artificiel a été tentée par Amussat le premier. Divers procédés ont été indiqués: il faut décoller prudemment le rectum, dilacérer avec les doigts les tissus qui séparent la vessie du rectum; quand la cavité est créée et suffisamment profonde, il faut la tapisser de téguments pour en empêcher la rétraction cicatricielle. Pour cela, on décolle la muqueuse et la peau voisines, que l'on fait glisser dans l'infundibulum créé et l'on couvre la cavité de gaze iodoformée. L'obstruction est empêchée par un mandrin, le pessaire Gariel, et surtout la pratique journalière du coït, qui complète l'œuvre du chirurgien.

Vagin unilatéral. — On peut le soupçonner, d'après l'étroitesse anormale du vagin qui s'est développé aux dépens d'un seul des canaux de Müller.

Vagin cloisonné.— S'il est cloisonné totalement, on a deux vagins, situés côte à côte, séparés par une membrane mince et transparente, ou épaisse et charnue.

Lorsque le cloisonnement est partiel, c'est la partie supérieure de la cloison qui disparaît, car la coalescence des canaux de Müller se fait de haut en bas. — Le cloisonnement partiel ou total est très bien compatible avec un accouchement normal, grâce au ramollissement considérable que subissent tous les tissus vaginaux et même la cloison, pendant la grossesse. Cependant on peut observer la rupture utérine, la rupture de la cloison ; quand celle-ci s'oppose au passage de la tête, on peut la diviser sans crainte d'hémorragie.

Vagin borgne latéral. — C'est une variété de vagin cloisonné. L'un des canaux de Müller s'est développé normalement ; l'autre s'est fermé du côté de la vulve et s'ouvre en haut dans un col d'utérus double. Sur un des côtés du vagin principal est située une poche qui ne révèle sa présence qu'au moment de la puberté où elle se remplit de sang, ou bien à l'occasion d'une infection qui s'est faite à travers la paroi vaginale amincie : ces collections portent le nom de *hématocolpos, pyocolpos latéraux*. L'*hématocolpos* qui coexiste en général avec l'hématométrie simule une hématocèle pelvienne intrapéritonéale, ou sans hématométrie un kyste du vagin.

Le *pyocolpos* sera traité par l'excision de la poche, la cautérisation de la cavité qu'on bourrera de gaze iodoformée.

Cloisonnement transversal du vagin. — Il est dû à une imperforation de l'hymen ou à des brides transversales affectant la forme d'un diaphragme ou d'un croissant. Elles sont uniques ou superposées au nombre de 3 ou 4 ; elles sont formées de tissus fibreux ou de fibres musculaires lisses. L'obstacle qu'elles apportent à la copulation et à l'accouchement nécessite souvent une intervention.

2. — CORPS ÉTRANGERS DU VAGIN

Étiologie. — Ces corps sont très nombreux et les plus divers ont été introduits dans le vagin : les uns, volontairement, servant à la masturbation, échappés aux doigts et entraînés dans la profondeur ; d'autres, par inadvertance, au cours des injections vaginales principalement ; d'autres, en jouant, par les enfants. Ce sont des corps piquants et de petit volume, épingles, aiguilles ; volumineux et minces, bobines, alènes, canules brisées, fragments de spéculums en verre, morceaux d'éponge ; les pessaires, métalliques ou non, sont les plus fréquemment notés.

Symptômes et marche. — Le corps est toléré, s'il est mousse et non poreux ; il ulcère les tissus, s'y enchatonne ; la muqueuse le couvre d'un opercule de longueur variable qui le cache et qu'il faut inciser pour l'extraction. Ces corps, quand ils sont acérés, peuvent se couvrir d'une gangue calcaire, qui les rend inoffensifs, mais qui augmente leur volume dans de notables proportions et rend l'ablation difficile. L'infection du corps étranger est plus fréquente, s'il est poreux. Il ulcère la muqueuse, chemine au loin, s'enfonce dans les tissus voisins et cause des fistules vagino-rectales ou vagino-vésicales : les suppurations pelviennes et la péritonite sont la conséquence de leur pénétration profonde. Le rétrécissement annulaire du vagin s'observe et est dû à l'enchatonnement du corps étranger et au travail d'ulcération et de cicatrisation chronique, que sa présence détermine. En dehors de ces complications sérieuses, la présence du corps étranger, même toléré, provoque un écoulement leucorrhéique abondant, purulent et fétide; les hémorragies sont dues, moins aux ulcérations vaginales qu'à la métrite provoquée par l'infection vaginale.

Diagnostic. — Il faut compter moins sur les aveux de la malade que sur les divers moyens d'exploration de la cavité vaginale, surtout à l'aide du stylet, et du toucher rectal.

Traitement. — L'extraction des corps étrangers s'impose, dès que leur présence est reconnue. Pour cela, il faut préalablement désinfecter le vagin par de grands lavages antiseptiques; puis on libère le corps par des incisions de la muqueuse qui le couvre, si c'est nécessaire; on le fragmente, s'il est trop volumineux et, si c'est possible, on l'attire à l'aide de pinces diversement modelées ou à l'aide des doigts. On pratique ensuite des lavages du vagin, on le tamponne et on traite la métrite concomitante par le curettage.

3. — FISTULES VAGINALES

On désigne sous ce nom des orifices ou des trajets cicatriciels, recouverts d'épithélium, qui font communiquer d'une façon durable le vagin avec les viscères voisins.

Classification. — Selon le viscère qu'elles abouchent dans le vagin, elles sont divisées en trois classes :

1° *Fistules urinaires.* — Dans lesquelles les voies génitales sont mises en communication avec l'une quelconque des voies urinaires : urètre, vessie, uretère ;

2° *Fistules fécales.* — Abouchant le rectum dans le vagin ;

3° *Fistules entéro-génitales.* — Dans lesquelles l'intestin grêle s'ouvre dans le vagin ou l'utérus, constituant une variété spéciale d'anus contre nature.

Fistules urinaires. — Elles ne comprennent, par définition, que les fistules cicatricielles et non les ouvertures destructives établies par le cancer de l'utérus ou de la vessie à une période avancée de son évolution.

Étiologie. — L'accouchement laborieux et lent est la cause principale de production de ces fistules. La paroi vésico-vaginale, comprimée entre la tête fœtale et le pubis, est mortifiée, forme une escharre et tombe : c'est ce qu'on observe dans les cas de bassin rétréci, de volume exagéré de la tête, de présentation de l'épaule. La durée de la pression est plus importante que son intensité, et il est admis que, quand la tête reste plus de deux heures au même point de l'excavation pelvienne sans progresser, il y a danger de nécrose et de fistule urinaire.

Les blessures obstétricales par le forceps, le basiotribe produisent le même résultat ; les blessures chirurgicales, au cours de l'hystérectomie vaginale ou après la taille vaginale, peuvent produire une fistule. Les corps étrangers du vagin ulcèrent la cloison; les calculs de la vessie et les corps étrangers de la vessie agissent de même.

ANATOMIE PATHOLOGIQUE. — C'est contre le bord supérieur du pubis que se fait la pression. Le corps utérin est situé au-dessus de lui et il n'est jamais nécrosé. Le col utérin peut être à son niveau, subir l'effet de la compression et se mortifier; quand la vessie est distendue, l'urètre est élevé et c'est lui qui est comprimé; le trajet des uretères dans la paroi vésico-vaginale explique la possibilité de leur compression. Selon le siège de la fistule et selon la nature des deux organes qu'elle met en communication, on dit qu'il y a : *fistule vésico-cervicale; fistule vésico-vaginale; fistule urètro-vaginale; fistule uretéro-cervicale; fistules uretéro-vaginale.*

La fistule vésico-vaginale est de beaucoup la plus fréquente. Elle siège haut, dans le cul-de-sac antérieur et répond au bas-fond de la vessie. — Ses dimensions sont variables : si considérables quelquefois qu'il existe un vrai cloaque uro-génital; si faibles parfois que l'orifice est presque imperceptible. En général, c'est un orifice béant, ovale, à bords souples ou épais et scléreux, sur lequel on reconnaît le liseré d'union des deux muqueuses; la muqueuse vaginale cependant se plisse, fait saillie dans la vessie et forme un véritable entropion. En général unique, l'orifice peut être multiple et formé de plusieurs dépressions que séparent des ponts minces ou charnus. Le vagin peut rester sain, plus souvent il s'enflamme, rougit, se couvre de concrétions calcaires qui tapissent la fistule. L'urètre est traversé par des cloisons fibreuses qui le rétrécisent ou l'obturent; son trajet est dévié; son orifice vésical s'ouvre en avant ou au niveau de la fistule. La vessie s'enflamme, ne remplit plus son rôle de réservoir et elle se rétracte. Dans les fistules uretérales, la vessie est toujours ou presque toujours lésée en même temps que l'uretère. Mais tandis que la plaie de celui-ci persiste, celle de la vessie peut s'obturer et guérir. Si la fistule siège sur l'urètre, elle est plus près de la vulve, à 3 ou 5 centimètres derrière elle ; ses dimensions sont variables. Les lésions de l'utérus existent toujours et il est atteint de métrite par propagation.

Symptômes. — Après l'accouchement, on peut observer de l'incontinence par paralysie vésicale ; le suintement de l'urine dans le vagin ne se fait, le plus souvent, que du 4e au 8e jour, quand l'escarre la laisse filtrer et se détache d'elle-même La quantité d'urine est en rapport avec la dimension de la fistule; sa qualité (richesse en muco-pus, fermentation ammoniacale) avec la cystite concomitante. L'attitude a une influence appréciable : l'urine s'écoule dans la station verticale, si la fistule siège au niveau du col; dans le décubitus, de préférence, si elle siège au bas-fond. Dans les fistules urétro-vaginales, l'urine passe dans le vagin au cours de la miction. Dans la fistule uretéro-vaginale, il se fait un suintement continu dans le vagin et par l'uretère sain une quantité d'urine est amenée dans la vessie, qui se vide par une miction régulière. En tous cas, la présence de l'urine dans le vagin est une cause d'inflammation et de douleurs; elle fermente et dégage une odeur ammoniacale insupportable; elle coule sur les cuisses, les irrite et à ces ennuis, qui rendent la vie commune insupportable, s'ajoute la possibilité de complications. Du côté de l'appareil génital : métrite, salpingite ; du côté de l'appareil urinaire : cystite, pyélite ou pyélo-néphrite.

DIAGNOSTIC.—Tout de suite après l'accouchement, il ne faudra pas confondre, avec l'écoulement d'urine dû à une fistule, celui qui provient d'une paralysie du sphincter vésical. L'injection de lait dans la vessie lèvera les doutes, car en cas de fistule il sortirait par le vagin. Les divers moyens usités pour poser le diagnostic sont : le toucher vaginal, qui est obscur, sauf dans les cas d'ulcération large, ou de fistule à bords nets et indurés; l'examen au spéculum, dans la position dorsale, dans le décubitus latéral de préférence, dans la position génu-pectorale qui déplisse largement la paroi vaginale antérieure. L'exploration avec des stylets métalliques, droits ou diversement courbés, est d'une grande utilité et l'injection intra-vésicale de lait préalablement bouilli sera souvent indiquée. Une fistule vésico-vaginale siège sur la ligne médiane; deux stylets, introduits l'un par le vagin, l'autre par l'urètre, se rencontrent; le lait injecté dans la vessie passe par le vagin. Si la fistule est cervico-vaginale, on peut la reconnaître par l'épreuve des 2 stylets, par l'injection intra-vésicale de lait qui sort par le museau de tanche. Si la fistule est uretéro-utérine, l'urine sort goutte à goutte par le col; si on recueille pendant quelques heures celle qui sort par le vagin, sa quantité égale celle qui, dans le même laps de temps, est expulsée par la vessie, venue par l'uretère du côté opposé. En cas de fistule uretéro-vaginale, l'orifice est situé à 1 ou 2 centim. du col, sur les côtés du vagin, et elle succède en général à une intervention chirurgicale sur la région; l'orifice est petit, à bords abrupts et circonscrits par un bourgeon saillant.

L'uretère est induré, sensible à la pression au-dessus de la fistule, car il est enflammé, épaissi et douloureux.

Pronostic. — La guérison spontanée est possible, au début, par le travail de cautérisation et de rétraction des bords de l'orifice; plus tard, l'orifice se couvre d'épithélium et persiste définitivement. La fistule, par elle-même, constitue simplement une infirmité; mais elle est un danger par les complications qui peuvent survenir, du côté du système rénal, ou du côté des trompes et de l'utérus. Les plus rebelles à la guérison opératoire sont les fistules uretérales et urétrales; celles qui s'ouvrent dans l'utérus sont plus graves que celles qui s'abouchent dans le vagin.

Traitement. — *Fistules vésico-vaginales et urétro-vaginales.* — Le moment le plus opportun est entre la sixième et la huitième semaine après l'accouchement, car à ce moment l'écoulement des lochies a cessé, l'escarre est complètement éliminée et les bords de la fistule sont nettement circonscrits et bien solides.

L'oblitération peut porter directement sur la fistule que l'on atteint soit par la voie vaginale, soit par la voie sous-pubienne; elle peut porter au-dessous de la fistule sur le canal génital qui devient une dépendance du système urinaire.

L'oblitération directe par la voie vaginale se fait par la cautérisation, et par la réunion primitive.

La cautérisation ne convient qu'aux fistulettes récentes et se pratique à l'aide du galvano-cautère introduit à froid et porté au rouge dans le trajet fistuleux.

La réunion primitive se fait d'après le procédé dit

américain et comprend deux temps : l'avivement des bords de la fistule, la suture des lèvres avivées.

Pour pratiquer l'avivement, on met la femme en position dorsale ou latérale, selon que la fistule est plus ou moins élevée; on pratique l'anesthésie à l'aide du chloroforme le plus souvent, ou de la cocaïne; on recherche la fistule; des aides convenablement placés écartent les parois vaginales, le bas-fond vésical est abaissé par une sonde métallique intra-vésicale, le col utérin est attiré par une pince de Museux. L'avivement peut se faire de deux façons : ou bien il est infundibuliforme et profond, intéressant la muqueuse vésicale, ou bien, selon le procédé américain, il respecte la muqueuse vésicale qui saigne beaucoup. On taille ainsi une collerette au pourtour de l'orifice, large de 6 à 20 millimètres, s'arrêtant en dedans, à la limite des muqueuses vésicale et vaginale; cette entaille se fait au bistouri.

La suture est le second temps de l'opération : elle se fait à l'aide d'instruments spéciaux et avec des fils métalliques ou des crins de Florence : les points sont nombreux et n'intéressent pas la muqueuse vaginale.

Dans les cas de large perte de substance, le procédé d'*autoplastie par dédoublement* peut seul être pratiqué; il consiste à aviver seulement les bords de la fistule, à décoller avec soin et sur une étendue suffisante les parois vésicale et vaginale, à suturer séparément chacune de ces parois; les points vésicaux ne doivent pas intéresser la muqueuse vésicale.

Après l'opération, on lave le vagin, on le bourre

avec de la gaze iodoformée : les malades seront sondées fréquemment ou une sonde laissée à demeure quelques jours. Les fils seront enlevés prudemment le 8e jour.

La voie sus-pubienne est suivie dans les cas de destruction large de la vessie. On atteint la vessie sans intéresser le péritoine, on fait une cystotomie sus-pubienne : la paroi vésicale est séparée de la paroi vaginale jusqu'à ce que les bords de la fistule avivés puissent être affrontés et unis par des points séparés de catgut. La paroi vaginale est suturée ensuite à la soie ou par des fils métalliques.

L'oblitération indirecte de la fistule est un pis-aller et ne doit être employée que quand les autres moyens ont échoué. Il faut que la communication entre les voies génitales et la vessie soit large pour que le sang menstruel puisse s'écouler par l'urètre et ne détermine pas une hématométrie. L'oblitération portera de préférence sur le vagin, plus rarement sur la vulve.

Fistules cervicales. — Elles sont plus difficiles à traiter; un premier procédé consiste à inciser, sur la ligne médiane, la lèvre antérieure du col, jusqu'à ce qu'on tombe sur la fistule; à aviver les bords de celle-ci, à les suturer; puis à réunir les lèvres de l'incision du col; mais si la fistule est trop élevée ou si le précédent procédé a échoué, on est autorisé à oblitérer le col : le sang menstruel s'écoule alors par la vessie.

Fistules uretéro-vaginales et uretéro-cervicales. — Elles ont donné lieu à l'éclosion de procédés nombreux. On a tenté d'ouvrir largement l'uretère dans la vessie, puis de fermer la fistule uretérale. La greffe uretérale a été tentée par la voie vaginale et par la voie abdominale ; on a eu recours à l'oblitération indirecte, oblitération du vagin ou oblitération du col ; la néphrectomie enfin a été pratiquée, après avoir acquis la certitude que le rein du côté non-fistuleux fonctionnait régulièrement.

Fistules fécales.— Elles sont plus rares que les fistules urinaires.

Étiologie. — L'accouchement est la cause la plus fréquente : la compression par la tête fœtale les provoque rarement ; c'est plus souvent un traumatisme, le forceps ou un crochet faisant un trou dans la cloison, une déchirure du périnée se cicatrisant en bas, là où les tissus sont plus épais, persistant en haut où les tissus sont plus minces. Les corps étrangers du vagin ou du rectum, les ulcérations de diverses natures de l'un ou l'autre de ces conduits, le rétrécissement simple du rectum : telles sont les causes secondaires de fistule fécale.

Le siège de la fistule est variable : elle est dite *recto-vulvaire* quand elle s'ouvre au voisinage de la fourchette ; *recto-vaginale inférieure*, quand elle siège à la moitié inférieure du vagin ; *recto-vaginale supérieure*, quand elle siège au niveau du cul-de-sac vaginal postérieur, près du museau de tanche.—Les dimensions de la fistule sont variables, le trajet en est quelquefois rectiligne, souvent aussi oblique et les parois sont tapissées par l'épithélium vaginal.

Symptômes et Diagnostic. — Le symptôme le plus gênant est le passage des gaz et des matières fécales du rectum dans le vagin.

Une vaginite d'intensité variable est la conséquence de ce passage et l'exploration de la fistule est en général facile dans le décubitus dorsal. Le toucher vaginal et rectal, la méthode des deux stylets, l'injection de lait dans le rectum sont les moyens qui permettent de découvrir la fistule. —Ces fistules guérissent rarement sans intervention.

Traitement. — La cautérisation peut être employée pour les fistulettes.

L'opération par le périnée revient à faire une déchirure générale complète et à traiter celle-ci.

Par le vagin on peut, comme pour les fistules vésico-vaginales, aviver d'abord les lèvres de la fistule et suturer ensuite en respectant la muqueuse rectale. Mais quand la fistule est large ou que la cloison est trop peu épaisse, il faut avoir recours au dédoublement de la paroi recto-vaginale, puis à la suture des deux parois séparément, paroi rectale et paroi vaginale.

Fistules entéro-vaginales. — Elles abouchent dans le vagin une partie quelconque de l'intestin autre que le rectum.

Etiologie. — Au cours de l'accouchement, le cul-de-sac postérieur du vagin est ouvert, l'intestin fait hernie, adhère et s'ouvre.

Les traumatismes chirurgicaux interviennent souvent : une anse grêle est pincée au cours de l'hystérectomie vaginale. Une collection pelvienne suppurée peut s'ouvrir à la fois dans le vagin et dans l'intestin : kyste dermoïde, salpingite, hématocèle péritonéale, etc.

Anatomie-pathologique. — La fistule siège en général au niveau du cul-de-sac postérieur ; ses dimensions sont variables : la communication des deux cavités peut se faire par une poche intermédiaire de volume plus ou moins considérable ; au-dessous de la fistule, l'intestin tend à se rétrécir et à s'atrophier.

Symptômes. — Les matières fécales passent par le

vagin, en partie ou en totalité : il existe un anus contre-nature vaginal. La malade s'affaiblit en général.

Diagnostic. — La constatation de l'issue par le vagin de matières fécales, l'exploration par les divers procédés en usage feront reconnaître l'existence d'une fistule. Pour préciser son siège sur l'intestin, on examinera surtout les matières rendues : celles du jejunum apparaissent moins de 2 heures après le repas, sont très liquides, verdâtres, présentant des parcelles d'aliments (peau de haricots, de lentilles); celles de l'iléon (le plus fréquemment blessé) apparaissent 2 à 3 heures après le repas, sont liquides et verdâtres ou jaunâtres; celle de l'iliaque apparaissent plus tard encore, sont plus solides et d'aspect fécal.

Traitement. —La cautérisation sera tentée contre les fistulettes. En cas d'insuccès, on aura recours à des interventions plus sérieuses, on tentera la section de l'éperon par l'entérotome de Dupuytren, ce qui transforme l'anus vaginal en fistule stercorale, puis on oblitérera cette dernière par l'avivement et la suture. Si on ne réussit pas, on est autorisé à faire la laparotomie et l'entérorrhaphie qui détache l'intestin du vagin et on suture l'un à l'autre les deux bouts. Si le bout inférieur est trop atrophié, on abouchera le bout supérieur dans le gros intestin ou le rectum. On peut enfin fermer le vagin au-dessous de la fistule et faire ainsi des voies génitales une dépendance du tube digestif.

4. — INFLAMMATIONS DU VAGIN. — VAGINITES

Étiologie et Pathogénie. — Le vagin est normalement habité par une flore très riche d'agents microbiens, qui y vivent, les uns indifférents, les autres pathogènes, mais atténués et inoffensifs. Pour que la vaginite éclate, il faut l'inoculation d'un agent virulent ou que des conditions générales du sujet apparaissent, permettant aux microbes de recouvrer et de manifester leur virulence.

La vaginite blennorrhagique est la plus importante, parce qu'elle est la plus fréquente, la plus grave par ses complications possibles et la plus tenace. L'agent de cette affection est le gonococcus de Neisser, formé de granulations réniformes; chaque élément est constitué en général par deux grains qui se regardent par leur bord concave. On les trouve d'abord dans les cellules épithéliales, plus tard dans les globules de pus et entre eux; c'est l'agent considéré comme spécifique de la blennorrhagie, mais dans les inflammations anciennes il perd en partie sa virulence, devient inoffensif, et la récupère à l'occasion d'une infection nouvelle non spécifique, d'un affaiblissement de l'état général.

Les microbes de la suppuration, de la putréfaction peuvent également pulluler au niveau du vagin et donner lieu à l'appari tion d'une vaginite. Ils viennent du dehors et pénètrent par la vulve largement ouverte par une déchirure du périnée; la présence de l'hymen facilite leur développement en retenant le sang menstruel et les sécrétions normales dont l'ensemble forme un bouillon de culture. Les ulcérations, érythèmes, exanthèmes de la vulve, les oxyures de l'anus précèdent souvent la vaginite. La congestion prédispose à l'infection, et c'est ainsi qu'il faut comprendre le rôle favorable joué par la masturbation, la grossesse, la pression des tumeurs abdominales, les affections cardiaques. Les agents qui prolifèrent existaient sur place ou ont été introduits du dehors par l'introduction d'un corps étranger, par le coït; ils peuvent venir de l'utérus, au cours d'une métrite et l'on voit, en ce cas, la vaginite cesser quand l'affection utérine est guérie.

Selon les conditions étiologiques on distingue plusieurs *types :* la vaginite blennorrhagique des adultes, la plus commune; la vaginite des petites filles et des vierges, le plus souvent blennorrhagique, l'infection se faisant par les bains, les linges; mais elle peut être due aux agents ordinaires de la suppuration chez l'enfant mis en état de receptivité par un affaiblissement général, par le défaut de propreté.

Chez les femmes enceintes, la vaginite peut être spécifique et causée par le réveil du gonocoque, ou non spécifique et due aux streptocoques et staphylocoques dont la prolifération est facilitée par la congestion locale; chez la femme en couches la suppuration est due à des agents nombreux.

Chez les vieilles femmes, à la ménopause, la vaginite est due au manque de soins.

Anatomie pathologique. — Le vagin n'est enflammé dans sa totalité que dans les cas de vaginite aiguë, dans la blennorrhagie ou à la suite d'une vive irritation locale, par un caustique par exemple.

Plus souvent, l'inflammation est circonscrite, limitée à un cul-de-sac, à un repli de la muqueuse, à une série d'ilots séparés par des ponts de muqueuse saine.

Formes anatomiques. — On en distingue plusieurs.

Vaginite granuleuse. — Elle est la plus fréquente ; on l'observe également dans les inflammations aiguës et chroniques. L'épithélium est épaissi; la muqueuse est vascularisée, rouge, rugueuse, tuméfiée; les papilles normales sont hypertrophiées et le tissu sous-papillaire est infiltré d'un amas de cellules jeunes et petites; ces papilles en se réunissant en masse forment les granulations. L'épithélium de recouvrement est le plus souvent épaissi, quelquefois aminci.

Vaginite simple. — Elle diffère de la précédente en ce que la prolifération se limite à la couche épithéliale et n'atteint pas la couche papillaire, ou du moins est moins considérable que dans la forme précédente.

Vaginite ulcéreuse. — Ce nom répond aux cas où se développent de petits amas de pus dans l'épaisseur de la muqueuse, qui se rompent et donnent lieu à la formation d'ulcérations qui restent séparées ou deviennent confluentes. Dans les cas intenses, à la suite d'injections astringentes ou irritantes, dans les périodes menstruelles, l'épithélium se desquame par plaques ou sous la forme d'un moule complet du canal vaginal, c'est la *vaginite exfoliante* de Cohnstein.

Vaginite emphysémateuse. — Elle apparaît surtout au cours de la grossesse, se caractérise par la formation, dans l'épaisseur même du tissu conjonctif, de bulles de gaz dont la formation sur place a donné lieu à des explications pathogéniques contradictoires.

A la suite des couches, dans les cas graves, on observe des *vaginites gangréneuses*, et la suppuration du tissu sous-muqueux du vagin donne lieu à la *vaginite phlegmoneuse* ou *disséquante*.

Symptômes. — **Vaginite blennorrhagique.** — A la période aiguë, elle provoque d'abord une sensation de douleur locale très vive, de prurit et de chaleur dans le vagin, de pesanteur au périnée; des douleurs expulsives violentes peuvent siéger dans le vagin; il y a du ténesme anal et vésical, du vaginisme. Les grandes lèvres sont gonflées, distendues, la muqueuse vaginale est rouge, couverte de pus, présentant des ulcérations et des saillies folliculaires; l'introduction du doigt, du spéculum est douloureuse, souvent impossible. Un écoulement apparaît, séreux les premiers jours, puis blanc verdâtre, enfin franchement purulent. Il est quelquefois d'odeur fétide, abondant, tachant et empesant le linge; on y trouve l'agent blennorrhagique. L'urétrite est presque constante, détermine des envies fréquentes, et des douleurs pendant la miction. Si la femme n'a pas uriné depuis quelques heures et qu'on presse sur l'urètre d'arrière en avant, on ramène une goutte de pus; le méat est rouge. La bartholinite coexiste fréquemment. Comme complications, il faut citer la métrite du col, quelquefois une métrite du corps; la salpingite aiguë peut survenir et la péritonite localisée ou généralisée a été observée. L'état général est atteint presque toujours; il se produit des troubles gastralgiques, de la fièvre par poussées aiguës ou subaiguës. Bien traitée, la vaginite blennorrhagique guérit en 3 ou 4 semaines, sinon elle passe à la chronicité.

Vaginite chronique ou leucorrhée vaginale. — Elle succède à la forme aiguë; plus rarement elle s'installe telle d'emblée. Elle se cantonne dans un cul-de-sac, dans les glandes vulvo-vaginales, dans les glandules situées au voisinage du méat urinaire; ainsi s'explique la possibilité de contagion par le coït, alors que la muqueuse paraît saine, surtout au moment des règles, quand la virulence du gonocoque se trouve récupérée. Les sensations subjectives ont disparu ; il ne reste qu'un écoulement d'abondance et de caractère variables. Ce qui aggrave le pronostic, c'est la possibilité, la fréquence même des complications utérines et tubaires : en effet, la métrite et la salpingite sont souvent causées et entretenues par la vaginite chronique.

La vaginite sénile ne provoque que de la leucorrhée; elle a pour résultat, en même temps, d'affaiblir la muqueuse et de faciliter le prolapsus du vagin.

Diagnostic.—La vaginite aiguë ou chronique ne prête pas au doute. Le problème à résoudre est le suivant : est-elle ou non blennorrhagique? La nature blennorrhagique s'affirme par la découverte du gonocoque, mais il manque souvent dans le vagin surtout au cours des leucorrhées chroniques ; on le cherchera dans l'urètre. La confrontation avec l'auteur de la contagion aura de la valeur et fera découvrir chez lui une blennorrhagie aiguë ou une goutte militaire. L'ophthalmie chez un ou plusieurs nouveau-nés, la bartholinite appartiennent presque exclusivement à la blennorrhagie.

Chez les petites filles, l'examen de l'urètre et du pus s'imposera avant qu'on puisse préciser la nature bactériologique de l'infection.

Pronostic. — Il est grave, à cause des complications utérines, salpingiennes et péritonéales qui sont citées plus haut.

Dans les inflammations autres que la blennorrhagie,les complications sont plus rares et le traitement plus efficace.

Traitement. — En dehors de la blennorrhagie, il faut chercher, reconnaître et supprimer la cause de la vaginite : pessaire, masturbation, oxyures, métrite.

Au moment de la période suraiguë de la vaginite blennorrhagique, on ordonnera le repos au lit, et de larges irrigations ; on se servira d'une canule en verre très propre et conservée dans l'eau phéniquée à 5 p. 100. On fera passer 4 à 6 litres d'eau bouillie additionnée de 2 p. 1000 de permanganate de potasse. Quand les phénomènes inflammatoires seront apaisés, on prescrira 2 injections par jour comme ci-dessus, faites avec soin, en déplissant le vagin ; dans l'intervalle des injections, on introduira un tampon de gaze iodoformée jusque sur le col, pour assécher le vagin. Contre l'urétrite, on emploiera les crayons d'iodoforme, car les balsamiques sont mal supportés. Quand la vaginite tire à sa fin, on traitera la métrite du col et du corps, qui entretient elle-même la vaginite. Pour les injections, on pourra remplacer le permanganate par le sublimé, la créoline, la résorcine, le tannin, l'alun, le coaltar saponiné.

5. — TUMEURS DU VAGIN

Elles comprennent des *tumeurs liquides* ou *kystes* et des *tumeurs solides*.

6. — TUMEURS LIQUIDES OU KYSTES DU VAGIN

Pathogénie. — Des théories nombreuses ont prétendu expliquer la formation de ces kystes.

L'*origine glandulaire* a été soutenue par Huguier, car si le vagin ne présente pas de glandes, les lacunes ou des kryptes peuvent jouer le même rôle, par oblitération de leur orifice. D'autres les regardent comme des *hygromas* ou bourses séreuses accidentelles ou professionnelles; Thorn les considère comme formés par des *épanchements traumatiques* de sang ou de sérosité; Klebs attribue leur formation à une ectasie lymphatique.

La *théorie Wolffienne*, émise par Veit, répond au plus grand nombre de cas. Les kystes se développeraient aux dépens de la portion inférieure des canaux de Wolff, portion qui persiste dans la paroi vaginale antérieure et forme les canaux de Gartner.

Étiologie. — Les kystes ont été observés à tout âge, chez le nouvea[illegible] né, chez la vierge, chez la multipare. La gros[illegible]e exerce peut-être une influence par la conge[illegible] et la suractivité qu'elle provoque dans toute la sphère génitale et qui peuvent exercer une influence sur les résidus fœtaux normalement persistants.

Anatomie pathologique. — Les kystes sont en général solitaires. Quand ils sont multiples et disposés en masse, ils doivent être regardés comme d'origine pseudo-glandulaire ; s'ils sont superposés en chapelet, ils sont d'origine Wolffienne. Leur volume varie depuis celui d'une noisette à celui d'une tête de fœtus : en général, ils sont gros comme une noix. Leur siège de prédilection est au tiers supérieur de la paroi antérieure ou de la paroi postérieure du vagin. Ils peuvent être nettement arrondis ou portés par un pédicule, tantôt plein, tantôt creux, qui s'enfonce vers la base du ligament large et confirme l'origine Gartnérienne. La paroi est formée de tissu conjonctif, avec des fibres musculaires lisses, qui ne sont d'ailleurs pas constantes. Intérieurement existe une couche épithéliale de cellules cubiques, quelquefois ciliées, parfois de cellules aplaties, sans doute par suite de la pression excentrique du liquide intrakystique. Cet épithélium a manqué dans quelques cas, d'où la conception de la théorie de l'hygroma. La muqueuse vaginale est indépendante du kyste et glisse sur lui, mais elle peut être amincie par pression, transparente. Dans un cas de Veit, le kyste s'est ouvert dans la vessie. Le contenu est un liquide visqueux, filant, transparent, incolore; il peut renfermer du sang altéré, du pus.

SYMPTÔMES. — La marche du kyste est lente, aussi le début de son apparition ne peut-il être précisé. Quand il atteint un certain volume, il provoque des douleurs périnéales, des tiraillements, et par ses dimensions gêne ou empêche le coït. Parfois, il entraîne par son poids le vagin et est pris par la malade pour une descente de matrice.

Il peut être totalement ignoré et découvert par un examen fortuit du médecin.

Il peut empêcher la marche, provoquer la vaginite, être un obstacle à la miction ou à l'accouchement.

A l'examen, un kyste de volume moyen présente les caractères suivants : c'est une grosseur lisse, arrondie, sessile ou tendant à se pédiculiser, recouverte d'une muqueuse qui glisse librement sur la tumeur, qui garde sa couleur et son épaisseur normales en général. La fluctuation est difficilement perceptible, surtout si le kyste est bien tendu. Si la malade fait effort, il sort par la vulve, entraînant avec lui le vagin et provoquant une cystocèle ou une rectocèle, selon qu'il est dans la paroi antérieure ou postérieure du vagin.

Le kyste peut se rompre spontanément ou par un choc; quelquefois il s'enflamme et suppure.

DIAGNOSTIC. — On ne confondra pas un kyste avec une rectocèle, une cystocèle, une urétrocèle : le toucher vaginal et rectal, le cathétérisme de l'urètre empêcheraient l'erreur.

L'entérocèle vaginale est réductible par le repos ; elle s'accroît par l'effort.

Les collections du cul-de-sac de Douglas seront reconnues par un examen attentif.

L'hématocolpos latéral ou le pyocolpos, dont il a été parlé (p. 46) se caractérise par son siège latéral : il ne sera guère reconnu qu'au cours de l'intervention, par la rencontre d'un col utérin double.

Le kyste hydatique du vagin est rare ; il a les mêmes caractères que le kyste congénital et il se différencie par la nature de son contenu : liquide clair comme l'eau de roche, vésicules filles, crochets et tête d'échinocoques.

TRAITEMENT. — L'incision seule est insuffisante.

La ponction suivie d'injection irritante expose à des accidents graves : suppuration, extension à la vessie, au péritoine.

L'extirpation complète est préférable : on incise la muqueuse, on énuclée la tumeur grâce au tissu cellulaire qui l'entoure, on réunit la muqueuse par première intention : quand il y a adhérence, la séparation de la muqueuse et du kyste est laborieuse et il faut éviter de crever le kyste.

7. — TUMEURS SOLIDES DU VAGIN

Elles sont *bénignes :* polypes et corps fibreux ; ou *malignes :* cancers.

Corps fibreux et polypes. — ÉTIOLOGIE. — On les observe surtout à l'âge moyen de la vie.

ORIGINE. — Ils peuvent venir de l'utérus et descendre en dédoublant la cloison vésico-vaginale; mais ils peuvent prendre naissance dans le vagin lui-même.

ANATOMIE PATHOLOGIQUE. — Leur structure est analogue à celle des fibromes de l'utérus et ils sont formés par un mélange de tissu conjonctif et de fibres musculaires lisses.

Leur siège de prédilection est au tiers supérieur de la paroi vaginale antérieure. Leur volume est petit, mais ils peuvent prendre celui d'une grosse orange. Leur poids varie de quelques grammes à deux livres. Ils sont sessiles ou pédiculés et ils forment de vraies polypes.

Ils subissent les mêmes modifications et dégénérescences que les fibromes utérins : œdème, ramollissement, ulcérations.

SYMPTÔMES. — S'ils sont petits, ils ne provoquent que de la leucorrhée; s'ils sont volumineux, ils compriment la vessie, le rectum, peuvent être une cause de dystocie. Ils peuvent provoquer des hémorragies par leurs ulcérations.

DIAGNOSTIC. — La marche, les connexions avec la paroi, leurs caractères physiques les différencient du cancer. Leurs connexions les séparent du polype utérin, du prolapsus.

TRAITEMENT. — Si la tumeur est sessile, on l'énucléé.

Si elle est pédiculée, on coupe le pédicule avec ou sans ligature, selon la vascularisation du pédicule.

Cancer primitif du vagin. — Il est rare et le cancer du vagin est presque toujours secondaire au cancer utérin.

ANATOMIE PATHOLOGIQUE. — Il se présente sous trois

formes : le *cancer végétant* ou *papillaire;* le *cancer infiltré* ou *nodulaire :* ces deux formes appartiennent à l'*épithélomia;* le *sarcome diffus* ou *circonscrit :* ce dernier provient de la dégénérescence d'un corps fibreux.

Étiologie. — On l'observe en général au-dessus de 30 ou 40 ans, mais on l'a observé chez des filles très jeunes.

L'épithélioma papillaire se développe souvent au niveau de plaques de vaginite chronique que l'on a comparées au psoriasis buccal ou leucoplasie buccale; c'est en général un point limité du cul-de-sac postérieur, qui s'étend vers le col et vers la vulve. L'épithélioma nodulaire débute sur une étendue plus grande, par des îlots rapidement confluents, au voisinage de l'urètre de préférence.

Le sarcome diffus se rencontre chez les jeunes filles, a une marche rapide, envahit à la fois une grande étendue de la muqueuse.

Le sarcome circonscrit évolue au niveau d'un polype.

Symptômes. — Ce sont ceux du cancer du col utérin, que l'on verra plus loin : écoulement séreux, hémorrhagies, phénomènes de compression.

Traitement. — Il consiste à enlever tout le mal et aussi loin que possible. Mais souvent la récidive triomphe des opérations même les plus largement faites.

8. — VAGINISME

C'est la contracture douloureuse et spasmodique de l'appareil musculaire vulvo-vaginal, pouvant même s'étendre aux autres muscles du plancher pelvien. Deux éléments le caractérisent : la douleur et le spasme, qui s'exagèrent mutuellement, comme dans la fissure à l'anus, par une sorte de cercle vicieux.

L'hyperesthesie avec contracture est donc la forme la plus fréquente; l'hyperesthésie sans contracture est des plus rares; la contracture sans hyperesthésie peut s'observer aussi.

Pathogénie et Étiologie. — Les conditions indispensables pour que le vaginisme apparaisse sont les suivantes : une excitabilité extrême de la femme, qui est jeune, nerveuse, souvent hystérique, mais non pas forcément; une irritation des organes génitaux externes produisant la douleur, laquelle est le point de départ d'un réflexe qui se réfléchit sur les muscles vulvo-vaginaux sous forme d'une contracture spasmodique violente : il y a ainsi douleur et spasme par irritation des filets sensibles et moteurs.

Cette irritation des organes génitaux existe au moment de la défloraison : soit que, la vulve étant située en avant sur le pubis, l'urètre subisse les pressions du pénis, s'excorie, s'ulcère et donne lieu à une hyperesthésie qui rend le coït très douloureux; soit que l'hymen ne se laisse pas déchirer, mais seulement refouler, par suite d'une résistance spéciale, à cause du manque de rigidité de l'organe mâle : une déchirure trop violente et maladroite peut avoir d'ailleurs le même résultat. Chez la femme déflorée, les caroncules myrtiformes, irritées par une cause quelconque, peuvent être le point de départ du même réflexe. Les ulcérations de la vulve et du vagin, de quelque nature qu'elles soient, produisent le même résultat : ulcérations de la blennorrhagie, ulcérations herpétiques..., etc. Chez les jeunes filles vierges qui s'adonnent à la masturbation, le vaginisme s'observe. Dans la fissure à l'anus, la douleur et la contracture s'irradient au système génital. Dans les affections utérines, plus rarement, on peut voir le vaginisme apparaître.

Anatomie pathologique. — Les lésions observées sont en général minimes et non concordantes avec l'intensité des phénomènes nerveux : ce sont des ulcérations superficielles, des fissures, des rhagades, des saillies polypeuses ou vasculaires de l'urètre, de la vulve et du vagin.

Les muscles qui sont le siège de la contracture peuvent être le sphincter de la vulve, dans le vaginisme intérieur ou superficiel ; le releveur de l'anus, dans le vaginisme profond ou périnéal. Dans les cas les plus accentués, toute la région périnéale est prise de spasme qui s'irradie jusqu'à l'anus.

Dans la forme ordinaire, la douleur commence au moment de la défloraison ou apparaît, après un temps variable de mariage, quand se développe une des lésions que nous avons citées. Le vagin se ferme, offrant un obstacle insurmontable au pénis et au doigt. Si l'on insiste, le spasme s'accroît, la douleur s'exagère et le sphincter vulvaire se contracte plus énergiquement. Le coït est en général impossible ; s'il est pratiqué il devient horriblement douloureux, la verge est emprisonnée dans un lien étroit qui se resserre davantage à chaque mouvement. A l'examen, on aperçoit des fissures dont le simple contact arrache des cris à la malade et provoque un spasme musculaire immédiat : elles siègent sur les caroncules, l'hymen, la fourchette, l'urètre. Le doigt ne peut être introduit dans la vulve ; ou bien il est arrêté plus loin par une barre transversale, en avant du col, constituée par le releveur; s'il a dépassé ce muscle, il est enserré par ce muscle qui forme cravate autour de lui. — Quand la contracture occupe tout le périnée, celui-ci offre la dureté du bois; quand elle s'étend à l'anus et à l'urètre, il y a de la dysurie, de la rétention d'urine, des troubles de la défécation. La stérilité est une conséquence fréquente de cet état.

Cependant, la conception est possible, le sperme montant par capillarité dans le canal vaginal et les spermatozoïdes cheminant par leurs mouvements propres. Pendant la grossesse, le vaginisme peut cesser et réapparaître après l'accouchement. On a vu celui-ci le faire disparaître, de même que la contracture des muscles du périnée peut porter obstacle à l'expulsion de l'enfant.

L'hyperesthésie sans contracture est plus rare et telle que le coït est insupportable à la femme. Quant à la contracture sans hyperesthésie, on l'observe exceptionnellement.

L'hypochondrie se manifeste souvent chez la femme, à cause des douleurs qu'elle éprouve et des souffrances morales qu'elle endure.

Diagnostic. — La *dyspareunie*, ou simple douleur durant le coït, se distingue par l'absence de contracture musculaire et est commune à un grand nombre de maladies des organes génitaux.

Traitement. — Il doit remplir ces deux indications : calmer l'hyperexcitabilité générale, traiter les lésions vulvaires. Contre la première on conseille l'hydrothérapie, le bromure de potassium. Localement on prescrira des badigeonnages cocaïnés, des bains de siège, des applications de vaseline boriquée ou iodoformée. On excisera les caroncules myrtiformes, à la cocaïne, s'ils sont le point de départ des douleurs, ou l'hymen incomplètement déchiré, s'il est le coupable.

La dilatation forcée a les mêmes indications, la même technique que la dilatation de l'anus dans la fissure anale. Elle se pratique à l'aide d'un fort spéculum, ou des doigts, sous chloroforme. — La section des nerfs honteux internes est délaissée. — La section du sphincter vulvaire, préconisée par Sims, peut être pratiquée. Après avoir enlevé l'hymen, les caroncules et toute portion hypéresthésiée de la vulve, on fait une incision de chaque côté de la ligne médiane de la vulve, de haut en bas : on forme ainsi un V et les incisions vaginales entaillent le tissu vaginal, l'anneau vulvaire, et le périnée : le sphincter vulvaire est sectionné. On dilate la vulve pendant un mois à l'aide de grosses bougies en caoutchouc, portées pendant une heure ou deux, matin et soir.

V. — MALADIES DE L'UTÉRUS

1.— MALFORMATIONS DE L'UTÉRUS

Le développement de l'utérus est connu. Si un trouble est apporté à l'évolution normale, des anomalies apparaissent.

Absence d'utérus. Développement rudimentaire de l'utérus. — Dans ces deux cas, l'utérus est annihilé au point de vue fonctionnel.

Quand il est *totalement absent*, ce qui est rare, la vessie et le rectum sont juxtaposés, les ligaments ronds se perdent dans le tissu cellulaire qui sépare ces deux cavités; les trompes et les ovaires manquent aussi le plus souvent. Avec cette anomalie existent en général d'autres malformations graves, qui rendent le fœtus non viable.

L'*utérus rudimentaire* se caractérise par ses faibles dimensions : il est réduit à un corps extrêmement court et mince; d'autres fois deux cornes utérines partent du col, se portent transversalement en T et forment l'utérus bipartitus réduit à deux cornes. Les ovaires existent ou font défaut. Dans le premier cas, l'ovulation existe et la menstruation est variable : tantôt elle manque, tantôt on l'observe et elle peut s'accompagner de douleurs si violentes que la castration est indiquée. Les femmes qui présentent ces anomalies ont, par ailleurs, les attributs de leur sexe : les organes génitaux externes sont bien conformés, le vagin est normal ou, s'il est court, les rapports avec les hommes le modèlent et le dépriment; les seins sont développés; la voix, la forme du corps, le caractère sont ceux de la femme. Le diagnostic s'établit par les divers moyens d'exploration, surtout par le toucher rectal combiné au palper hypogastrique. Il est à peu près impossible de préciser si l'on a affaire à un utérus absent ou à un utérus rudimentaire.

Absence ou oblitération du col utérin. — L'absence du col peut être complète et coïncider avec l'absence de la partie supérieure du vagin. L'utérus est, dans ce cas, lui-même atrophié, mais il présente cependant une cavité au niveau de laquelle se produit la menstruation; le sang, retenu par l'imperforation du col, produit une hématométrie.

Le col peut être bien conformé, de volume normal ou à peu près, mais fermé par une membrane oblitérante d'épaisseur variable, qui arrête le sang menstruel et provoque l'hématométrie.

On désigne sous le nom d'*hématométrie* la rétention du sang dans la cavité utérine, par suite d'un obstacle à son élimination, obstacle qui siège à la vulve, dans le vagin, ou au col utérin. L'utérus se transforme en une poche à parois d'épaisseur variable formée par le corps et le col confondus. Les trompes sont elles-mêmes le siège d'un suintement sanguin qui ne peut s'éliminer, qui distend les parois au point de faire acquérir aux collections tubaires un volume énorme : c'est l'*hémato-salpinx*. De petites quantités de sang peuvent passer par l'orifice péritonéal de la trompe, donner lieu à des poussées de péritonite pelvienne partielle, qui enkyste la tumeur tubaire. Il se forme ainsi une *hématocèle* pelvienne dont l'évolution sera celle des hématocèles en général :

résorption complète; persistance sous forme d'un noyau induré; suppuration et éclosion d'une péritonite généralisée ou élimination par la vessie, le rectum, le vagin.

L'*hématocolpos*, qui est la rétention du sang dans le vagin, coexiste avec l'hématométrie et l'hématosalpinx, quand l'obstacle à l'élimination du sang siège à la vulve ou sur le canal vaginal lui-même.

Le contenu de l'hématométrie est un liquide couleur chocolat, épais et sirupeux comme du goudron; il peut suppurerà la suite d'une ponction septique ou spontanément, les agents microbiens passant par une fissure quelconque ou étant apportés par le sang; il se produit une *pyométrie*, avec aggravation de l'état général, fièvre, troubles digestifs : la rupture de la poche peut se faire dans la cavité péritonéale, dans la vessie, dans le rectum. La décomposition du liquide,avec formation de gaz, produit la *physométrie*.

Le symptôme capital de l'hématométrie, c'est la douleur survenant à chaque période menstruelle; elle est due soit à la distension de l'utérus, soit à la péritonite partielle adhésive. Quand la tumeur est volumineuse, elle détermine des douleurs persistantes, des troubles de compression divers et le dépérissement lent et progressif de la malade.

Diagnostic. — Les moyens d'investigation ordinaires permettent de noter l'absence ou l'oblitération du col utérin. L'apparition d'une tumeur arrondie, molle et fluctuante ou élastique, fait penser à l'hématométrie. Il faudra éliminer, cependant, la grossesse normale, le fibrome mou et le cancer du corps.

Traitement. — La ponction du col sténosé sera

faite d'abord avec un trocart, puis on aggrandira l'ouverture par une incision au bistouri. Une fois le contenu de la poche évacué, on la lavera avec une solution antiseptique et on la bourrera de gaze iodoformée ; on drainera pendant quelque temps la cavité. Quand l'utérus est revenu sur lui-même, on fait disparaître par le curettage la métrite qui existe toujours. L'hytérectomie peut être indiquée dans certains cas.

Contre l'hématosalpinx, on emploiera soit la ponction par la voie vaginale, soit, de préférence, l'ablation des trompes par le vagin ou par la laparotomie.

Utérus unicorne. — L'utérus s'est développé aux dépens d'un seul des deux canaux de Müller, tandis que l'autre s'est atrophié. Le corps utérin se continue, à son extrémité supérieure, avec la trompe et porte l'ovaire appendu. Le col est normal et contraste par son volume avec celui du corps qui est atrophié : la cavité utérine est très étroite.

Sur cette grande corne peut se greffer une *corne rudimentaire*, qui provient du deuxième canal de Müller anormalement développé.

L'utérus unicorne fonctionne normalement chez la femme adulte, laquelle a ses règles, conçoit et accouche ; quand l'œuf se développe dans la corne rudimentaire, celle-ci se rompt du 3e au 6e mois, donnant lieu à une grossesse extra-utérine.

On soupçonnera l'utérus unicorne quand on constatera l'atrophie du corps, coïncidant avec un col normal et un vagin très étroit ; quand le corps, mince et étroit, sera recourbé en croissant.

Utérus double. — Cette anomalie est due au défaut de fusionnement des deux canaux de

Müller, lesquels ont cependant pris, chacun de son côté, un développement régulier. On connaît trois variétés d'utérus double.

1° L'*utérus bicorne*, dans lequel les deux moitiés de l'utérus s'écartent l'une de l'autre ; si le col est lui-même double, on a l'*utérus bicorne double* proprement dit ; si le col est simple et le corps bicorne, on a l'*utérus bicorne unicervical* ; si le corps n'est qu'en partie divisé, on a un *utérus bicorne arqué*.

En général, les deux moitiés de l'utérus sont inégales et le vagin est le plus souvent double. La menstruation est régulière. La grossesse peut se faire alternativement des deux côtés ou simultanément. L'une des deux cornes peut être atteinte d'atrésie et donner lieu à l'hématométrie : il y a hématocolpos, si l'atrésie porte sur l'un des deux vagins. La grossesse peut laisser la menstruation persister d'un côté; au moment de l'accouchement, le côté vide expulse une caduque. L'évolution de la grossesse peut être normale, mais on observe fréquemment le placenta prævia et les présentations transverses. La rupture utérine s'observe au cours de l'accouchement.

2° L'*utérus biloculaire* diffère du précédent en ce que la forme extérieure de l'organe est normale, tandis que, intérieurement, existe une cloison verticale et antéro-postérieure, qui le divise en deux cavités. Cette cloison peut être complète et aller jusqu'à l'orifice du col ; elle peut s'arrêter plus ou moins bas et être incomplète; elle peut être criblée de trous. Les troubles sont les mêmes que pour l'utérus bicorne.

3° L'*utérus didelphe* est formé de deux utérus nettement séparés, corps et col, aboutissant chacun à un vagin propre; son histoire clinique est la même que pour l'utérus bicorne.

Utérus infantile. — Dans cette anomalie, l'utérus a une forme normale, mais il ne se développe pas et reste ce qu'il était au moment de la naissance. Le col est deux ou trois fois plus gros et plus long que le corps; la cavité utérine ne mesure pas plus de 4 centimètres; le vagin est étroit, les seins atrophiés, l'aménorrhée complète.

Diagnostic. — Il se fait par le palper bimanuel, le toucher rectal, le cathétérisme.

2. — DIFFORMITÉS DU COL UTÉRIN

Atrésie du col. — L'atrésie ou imperforation du col utérin peut être congénitale ou acquise.

L'*atrésie congénitale* coïncide souvent avec d'autres malformations de l'appareil génital et son histoire est déjà connue.

L'*atrésie acquise* est d'origine cicatricielle : elle est consécutive à la chute d'une escarre après l'accouchement, à la cautérisation trop énergique dans le cas d'affection utérine, à l'amputation circulaire du col par un mode qui n'a pas laissé une quantité suffisante de muqueuse; elle succède à la guérison spontanée d'ulcérations du col, à la métrite du col que provoque le prolapsus utérin; elle s'établit spontanément quelquefois dans la vieillesse, surtout s'il existe une tumeur de la cavité cervicale ou de la partie inférieure de la cavité du corps.

Elle a pour conséquence la production d'une *hématométrie* et d'une *hématosalpinx* par rétention du sang menstruel; si le contenu suppure ou se décompose, il se produit une *pyométrie*, une *physométrie*.

Traitement. — Il doit rétablir l'orifice du col

atrésié, évacuer le contenu de l'utérus, en traiter et désinfecter les parois par le curettage, les grands lavages et le drainage, si c'est nécessaire. On traitera enfin la cause provocatrice de l'atrésie : corps fibreux ou cancer.

Sténose du col. — La *sténose* du col est le rétrécissement du col sans arriver à l'occlusion complète.

Elle peut être congénitale ou acquise.

La *sténose congénitale* s'accompagne en général d'autres malformations du col : hypertrophie, saillie de la lèvre antérieure (col tapiroïde), forme conoïde, antéflexion congénitale.

La *sténose acquise* se produit comme l'atrésie.

Symptômes. — La *dysménorrhée* est un phénomène presque constant. La douleur, durant les règles, revêt le caractère des coliques avec paroxysmes au moment où le sang s'accumule en plus grande quantité dans la cavité utérine. Elle s'explique par les efforts d'expulsion que tente le muscle utérin pour chasser les caillots à travers le col rétréci ; la diminution de la douleur coïncide souvent avec l'issue d'un peu de sang. La douleur siège dans les reins, les flancs, la région sacrée et les aines. Elle est si violente qu'elle peut provoquer des syncopes, des vomissements et qu'elle s'accompagne en général de faiblesse extrême, d'anémie, de troubles dyspeptiques et nerveux. La rétention, dans la période intermenstruelle, du mucus vaginal provoque la dilatation de la cavité cervicale, au-dessus du point sténosé. La muqueuse s'enflamme et la *métrite* est une conséquence presque fatale de la sténose.

La *stérilité* est très fréquente et reconnaît un

mécanisme complexe. Le col rétréci rend difficile l'ascension du sperme ; le mucus est rendu acide par l'inflammation, condition défavorable à la vitalité des spermatozoïdes ; de plus, il est visqueux et constitue, comme l'étroitesse du col, un obstacle mécanique à l'action de la capillarité. On sait, en effet, que deux éléments interviennent dans la progression du sperme : la capillarité, qui attire le sperme dans la cavité utérine, et les mouvements propres des animalcules.

Diagnostic. — La sténose de l'orifice externe est facile à reconnaître en constatant ses faibles dimensions et celles de la gouttelette visqueuse de mucus qui le cache.

La sténose de l'orifice interne ne semble pas pouvoir être simulée par une contracture : elle met obstacle à l'introduction d'un cathéter ordinaire. Mais il ne faudra pas être induit en erreur par l'antéflexion normale de l'utérus : on doit alors couder la tige, attirer en bas la lèvre postérieure du col, porter le manche de l'explorateur vers la fourchette. En cas d'antéflexion exagérée, on relèvera le corps utérin ; s'il y a rétroflexion, on guidera convenablement l'instrument préalablement recourbé et on attirera en bas la lèvre antérieure du col.

Traitement. — La *dilatation* du col est un bon moyen de traitement. Elle peut être lente, à l'aide de la laminaire, ou rapide et progressive, à l'aide des bougies d'Hégar.

L'opération doit être pratiquée très proprement si l'on veut éviter les accidents d'infection qui peuvent se produire. Mais le résultat est souvent éphémère et l'on a eu recours à d'autres procédés.

La *section sanglante* de l'orifice externe se pratique à l'aide du bistouri, de forts ciseaux, avec le métrotome. La section de l'orifice interne est plus laborieuse : on peut la faire avec le bistouri boutonné. On arrête l'hémorragie par le tamponnement de la cavité cervicale et le repos au lit.

L'*électrolyse* a été employée : on met dans la cavité du col le pôle fluidifiant qui donne une escarre molle.

La *stomatoplastie* est une opération plus sérieuse, indiquée dans les cas rebelles. C'est une amputation du col : on en verra la technique plus loin.

3. — ATROPHIE ACQUISE DU CORPS DE L'UTÉRUS

Elle se distingue de l'atrophie congénitale en ce que, à un moment donné, elle a été précédée par un état normal de l'utérus.

Étiologie. — La vieillesse la provoque souvent, surtout chez les multipares; *l'atrophie sénile* porte également sur le corps qui forme un moignon sans forme et sur le col, dont la saillie intravaginale disparaît et est remplacée par un cratère, au fond duquel s'ouvre la cavité utérine par un orifice qui pe. lui-même être obturé.

A la suite de l'accouchement, l'utérus subit u. phénomène d'involution qui le ramène à ses dimensions normales; si le but est dépassé, s'il y a *superinvolution*, l'utérus s'atrophie. Les causes en sont peu connues : on a invoqué la lactation prolongée, les hémorragies abondantes au cours et à la suite de l'accouchement, toutes les conditions qui affaiblissent la femme : chlorose, brightisme, diabète, morphinisme.

Différentes maladies des organes génitaux peuvent, par action réflexe et trophique sans doute, provoquer cette atrophie : on observe ce fait au cours de la métrite et de l'oophoro-salpingite prolongées. L'ablation des ovaires ou oophorectomie est souvent suivie d'atrophie utérine; aussi a-t-on pratiqué cette opération comme traitement curatif des fibromes.

Symptômes. — L'attention est attirée par la *cessation des règles* avant le temps de la ménopause.

L'examen par les divers modes d'exploration montre la diminution du volume de l'utérus. Le cathétérisme permet de constater que la cavité est rétrécie.

4. — HYPERTROPHIE DU COL UTÉRIN

Elle peut occuper le col en entier ou seulement une des parties de cet organe.

Le col est divisé par les anatomistes en trois portions, si l'on prend comme point de repère l'insertion du vagin. Celui-ci s'attache, en avant, à l'union du tiers moyen et du tiers inférieur du col ; en arrière, à l'union du tiers moyen et du tiers supérieur : le segment supérieur ou tiers supérieur du col est entièrement sus-vaginal ; le segment inférieur du tiers inférieur est intra-vaginal ; le segment moyen est intra-vaginal en arrière et sus-vaginal en avant.

Hypertrophie du segment vaginal ou inférieur.

Étiologie et anatomie pathologique. — Cette hypertrophie est congénitale ou acquise.

L'*hypertrophie acquise* succède surtout à la métrite chronique du col, quelle que soit l'origine de celle-ci. Elle se présente sous deux formes : l'hypertrophie folliculaire, avec saillie considérable des glandes muqueuses: le col est mou; l'hypertrophie scléro-kystique, avec hypertrophie du tissu fibreux et dilatation des glandes qui forment des œufs de Naboth; le col est de consistance dure.

L'hypertrophie congénitale apparaît surtout à la puberté. Tous les tissus sont hyperplasiés et la muqueuse est normale. Selon la forme du col, il est dit *conoïde* ou *cylindroïde*; quand la lèvre antérieure est seule allongée, le col est dit *tapiroïde*, le col fait saillie souvent par l'orifice vulvaire et est souvent irrité; l'orifice est fréquemment sténosé.

Symptômes. — Le sujet éprouve de la gêne quand le col descend très bas. Le coït est douloureux (dyspareunie). Les symptômes de métrite coexistent souvent.

Le col forme, à l'examen, une tumeur de longueur et de forme variables, dont le doigt fait le tour; le cul-de-sac postérieur est souvent allongé par le coït: fausse route vaginale de Pajot. L'utérus est senti à sa place et de forme normale. La perception au doigt et à la vue de l'orifice ne permet pas le doute avec un polype utérin. Le cathétérisme renseignera sur l'augmentation de longueur de la cavité utérine.

Traitement. — *L'amputation biconique* du col est le seul traitement efficace : on pratique sur chacune des deux lèvres, successivement, une double incision, qui enlève un fragment à base inférieure et à sommet supérieur, c'est-à-dire en creusant dans le tissu utérin; on suture ensuite au crin de Florence les deux bords de l'incision, sur chaque lèvre successivement; la muqueuse cervicale est ainsi respectée et on n'a pas à craindre la sténose du col.

Hypertrophie du segment sus-vaginal. —

Elle existe seule ou coïncide avec l'hypertrophie du segment vaginal.

ÉTIOLOGIE ET ANATOMIE PATHOLOGIQUE. — L'*hypertrophie acquise* succède à la chute du vagin et elle est due aux tractions répétées que le vagin exerce sur le col : la métrite cervicale joue un rôle évident dans la pathogénie de cette affection.

L'*hypertrophie congénitale* survient au moment de la puberté ; on ignore les causes qui la provoquent. La structure du col hypertrophié est celle de l'utérus avec inflammation banale de la muqueuse.

SYMPTÔMES. — Ce sont en grande partie ceux du prolapsus utérin. Les malades accusent des douleurs lombaires, de la pesanteur dans le bassin ; la menstruation est normale ou souvent troublée ; la leucorrhée affaiblit les malades, produit des excoriations et des ulcérations de la vulve et de la face interne des cuisses. Il existe des troubles vésicaux : pollakiurie, rétention incomplète, difficultés de la miction, ténesme vésical ; les troubles rectaux ne sont pas rares.

A l'examen de la femme, on constate que le museau de tanche est abaissé, mais normal ; au-dessus l'utérus est allongé au palper bimanuel. Le cathétérisme révèle un allongement de la cavité utérine allant jusqu'à 12 et 15 centimètres. Le museau de tanche descend à la vulve ou la dépasse, il entraîne avec lui la paroi vaginale antérieure et le bas-fond de la vessie, produisant *une cystocèle*, qui explique les troubles vésicaux. Cette paroi vaginale est rouge et ulcérée ou cutisée, si elle est exposée à l'air. La paroi vaginale postérieure est abaissée aussi, mais à un degré moins prononcé, entraînant le rectum (*rectocèle*), ce qui provoque des troubles du côté de l'intestin. Le museau de tanche ne peut être élevé et mis à sa place normale.

DIAGNOSTIC. — Il se pose avec le prolapsus utérin sans allongement du col : on verra plus loin les éléments de ce diagnostic.

TRAITEMENT. — Il consiste dans l'amputation sus-vaginale du col.

Hypertrophie du segment moyen. — ÉTIOLOGIE. — Elle est *congénitale*, ou *acquise*, et, dans ce dernier cas, succède à une cystocèle.

SYMPTÔMES. — Les troubles fonctionnels sont les mêmes que dans l'hypertrophie sus-vaginale. A l'examen, on constate une cystocèle, l'effacement du cul-de-sac antérieur avec conservation du cul-de-sac postérieur. La cavité utérine est allongée.

TRAITEMENT. — Il est le même que pour l'hypertrophie sus-vaginale du col.

Déplacements de l'utérus. — L'utérus est déplacé lorsqu'il perd sa position normale, dans une de ses parties ou dans sa totalité.

Les déplacements n'existent qu'autant qu'il y a un affaiblissement ou une destruction des moyens de fixité normaux de l'utérus.

MOYENS DE FIXITÉ DE L'UTÉRUS. — Ils sont très complexes et leur importance est très inégale.

Le périnée forme le plancher de la cavité pelvienne et résiste seul par la tonicité de ses fibres musculaires et la solidité de ses aponévroses à la pression abdominale, qui, dans les actes physiologiques (miction, défécation, effort), s'exerce de haut en bas. L'occlusion du vagin est parfaite par accolement de ses faces antérieure et postérieure, le col appuie sur la cloison vagino-rectale : la déchirure du périnée devient, par conséquent la cause qui favorise le plus l'abaissement de l'utérus.

Des *ligaments* nombreux s'attachent, d'une part à l'utérus, et d'autre part aux parois pelviennes ; on les divise, en se basant sur leur rôle physiologique, en deux espèces : ligaments de soutien, ligaments de suspension.

Les *ligaments de soutien* forment une ligne continue, tendue du sacrum en arrière au pubis en avant, et font partie de l'aponévrose sacro-recto-génitale de P. Delbet. Ce sont, à droite et à gauche, deux formations fibreuses, que les anatomistes ont subdivisées en plusieurs portions : *les ligaments utéro-sacrés* s'attachent en arrière au sacrum, en avant au niveau de l'isthme utérin, c'est-à-dire à l'union du corps et du col ; ils envoient des fibres au sommet du cul-de-sac postérieur du vagin ; ces ligaments solides et résistants sont le plus grand obstacle à l'abaissement pathologique ou chirurgical de l'utérus. Les *ligaments vésico-utérins* s'insèrent, d'une part au bas-fond de la vessie, d'autre part à l'isthme utérin. Les *ligaments pubio-vésicaux* s'attachent au pubis et à la vessie. — Ces trois ligaments : utéro-sacré, vésico-utérin, pubio-vésical, ne font qu'une ligne aponévrotique unique, prenant appui sur le squelette et d'autre part soutenant la vessie, l'utérus, le rectum et le vagin : quand ce soutien manque, l'utérus tombe et avec lui les organes qui présentent le même moyen de fixité. — Mais ces ligament s'insèrent à l'isthme, c'est-à-dire au-dessous du centre de gravité de l'utérus : aussi est-il mobile en tous sens et d'autres ligaments limitent ces mouvements.

Les *ligaments de suspension* jouent ce rôle : les

ligaments larges limitent les mouvements latéraux; les *ligaments ronds* empêchent en partie la bascule en arrière; les *ligaments utéro-ovariens,* la bascule en avant.

Ces divers ligaments ont une importance inégale. Le périnée est le moyen de fixité le plus sérieux; les ligaments de soutien viennent ensuite; les ligaments de suspension ne jouent qu'un rôle secondaire.

Situation normale de l'utérus. — La vessie et le rectum étant vides, le corps utérin est oblique en bas et en arrière, quand la femme est debout. Il est parallèle à l'axe du petit bassin; le col se porte un peu en avant et le museau de tanche appuie par son orifice sur la cloison recto-vaginale. Il s'ensuit que le corps est en antéflexion normale sur le col et qu'il est en antéversion normale, car sa face antérieure appuie sur la vessie, le fond de l'utérus se rapprochant plus ou moins du pubis. Parfois, le corps se porte normalement à droite, le col à gauche, il y a donc une latéro-version droite normale.

Division. — On a réservé le nom de *déviations* aux *déplacements* qui se produisent suivant le plan vertical; ces déviations se subdivisent, et on appelle *versions* celles dans lesquelles l'organe est dévié en totalité; *flexion,* celles dans lesquelles le corps seul se dévie et par conséquent se fléchit sur le col. C'est ainsi qu'il existe une *antéversion* et une *antéflexion*, une *rétroversion* et une *rétroflexion*, une *latéroversion* et une *latéroflexion*.

Les déplacements qui se produisent suivant le plan vertical prennent le nom d'*élévation*, *abaissement*, *inversion*.

Déviations en avant. Antéversion. — Etiologie. — La cause principale réside dans le changement de structure et la diminution de la tonicité de l'utérus : on observe ces lésions après l'avortement, après l'accouchement, à la suite d'une légère infection : les adhérences péritonéales fixent l'utérus dans cette attitude, en s'attachant soit au fond soit au col.

Anatomie pathologique. — La courbure qui siège au niveau de l'isthme a disparu, le corps se couche en avant, derrière le pubis ; le col est directement en arrière. Il y a métrite en général et augmentation du volume de l'utérus.

Symptômes. — La *métrite*, s'accompagne de troubles divers : leucorrhée, métrorragies, douleurs, troubles dyspeptiques et nerveux. Le *ténesme vésical* est provoqué par la pression du corps sur la vessie et le *ténesme rectal* par l'irritation que provoque au niveau du rectum le col utérin. Le ballottement utérin exagère les troubles nerveux réflexes et rend la marche pénible.

Diagnostic. — Il se pose par le palper bi-manuel : une main à l'hypogastre, un doigt dans le vagin. Ce doigt cherche et trouve très loin en arrière le col qui est horizontal, dont l'orifice regarde franchement le rectum ; revenant en avant, il sent la face antérieure du corps. Le corps peut être pris entre les deux mains qui en apprécient la forme, l'épaisseur, la sensibilité. Le toucher rectal permet de sentir le col faisant une saillie dans le rectum. Le cathétérisme ne peut être fait que si l'on abaisse l'utérus après avoir saisi avec une pince tire-balles la lèvre antérieure du col. On ne le pratiquera que s'il n'existe pas de doutes sur l'existence possible d'une grossesse et si l'on pense à un *corps fibreux* surajouté à l'utérus à un *exsudat sanguin*. L'*antéflexion* se caractérise par la présence d'un angle entre le corps et le col et par la situation normale de ce dernier.

Traitement. — Il faut d'abord s'attaquer à la métrite qui cause et entretient l'antéversion : pour cela, les douches vaginales très chaudes, avec de l'eau à 45°, telle que la main en supporte difficilement le contact, sont indiquées ; il est préférable que la femme soit au lit, que l'eau coule lentement et en grande abondance (2 à 4 litres). On leur associera les bains de siège tièdes, les tampons glycérinés. On fera le curettage, si la métrite est tenace.

La réduction de l'utérus n'est pas indiquée. Si l'on suppose que l'entéroptose joue, en même temps que l'antéversion, un rôle dans la production des troubles nerveux, on conseillera une ceinture hypogastrique. Les pessaires peuvent réaliser la contention de l'utérus : le pessaire de Dumontpallier est formé d'un anneau de caoutchouc élastique, c'est le plus simple et le meilleur. On le comprime et on le plie entre le pouce et l'index ; on l'introduit ainsi et l'on pousse le bout supérieur du pessaire derrière le col, dans le cul-de-sac postérieur. On l'abandonne et on le laisse s'ouvrir. Il distend les parois vaginales et fixe ainsi l'utérus. S'il est bien supporté, on le laisse en place trois mois, il ne gêne ni le coït, ni la fécondation. Au bout de ce temps, on l'enlève pour le nettoyer et on le remet en place, si c'est indiqué.

On a imaginé des pessaires plus compliquées, qui ne semblent pas donner des résultats meilleurs que le précédent.

Antéflexion. — Étiologie. — Elle est congénitale ou acquise.

L'antéflexion congénitale apparaît à la puberté ; elle est due à l'arrêt de développement de la face antérieure de l'utérus, coïncidant avec un développement normal de la face postérieure. Souvent on note une hypertrophie du col en entier ou seulement de sa lèvre antérieure (col tapiroïde); quelquefois la face antérieure du col est atrophiée comme celle du corps utérin.

L'antéflexion acquise peut apparaître à la puberté, au cours de la *métrite virginale*, quelles que soient d'ailleurs les causes de celle-ci : fatigues corporelles, mauvaise hygiène, masturbation, équitation. Les parois de l'utérus perdent leur tonicité et l'antéflexion normale de l'utérus s'exagère, le fond basculant autour de l'isthme.

La *métrite puerpérale* est, chez la femme adulte, la cause la plus fréquente d'antéflexion : on doit expliquer ce fait par le défaut d'involution de la face postérieure, au niveau de laquelle s'est faite l'insertion du placenta qui l'a affaiblie : la rétention des membranes infectées a le même résultat. La *paramétrite postérieure* (Martin, Schultze) est une cause fréquente d'antéflexion et, elle-même, succède à l'infection blennorrhagique, à l'infection puerpérale ou à la salpingite. Elle provoque la rétraction des ligaments utéro-sacrés qui attirent l'isthme en haut, font basculer le corps en avant, tandis que le col, épaissi et rendu rigide par l'inflammation qui siège à son niveau, ne change pas de place.

Anatomie pathologique. — Gaillard Thomas reconnaît trois types :

1° *Flexion du corps* sur le col en situation normale, c'est la forme la plus commune.

2° *Flexion du col* sur le corps, rare.

3° *Flexion cervico-corporelle*, où les deux segments sont fléchis l'un sur l'autre.

Symptômes. — L'antéflexion congénitale provoque surtout des *troubles de la menstruation*. *L'aménorrhée* surtout est fréquente et coïncide avec l'atrophie des organes génitaux internes, des seins. Les règles, quand elles apparaissent, sont rares, peu copieuses, irrégulières. Chez toutes les femmes, la *dysménorrhée* est un phénomène constant : les douleurs sont violentes, siègent dans les reins, sont paroxystiques, revêtent le type des coliques ; elles sont dues à la distension de l'utérus par le sang épanché en arrière de l'obstacle, qui est la coudure de l'isthme. Les douleurs cessent quand l'obstacle est franchi par quelques caillots. Les signes ordinaires de la *métrite* sont notés. Le *ténesme vésical et rectal* s'explique par l'irritation de la vessie et de l'ampoule rectale par le corps et le col de l'utérus. Le système nerveux est irritable. Le coït est douloureux (dyspareunie). Enfin, la *stérilité* est très fréquente, et si la conception se fait, l'avortement est à craindre.

Diagnostic. — En cas de *flexion du corps*, le doigt vaginal sent le col dans l'axe; un angle d'ouverture variable le sépare du corps qui est en avant et dont le fond fait saillie dans le cul-de-sac antérieur.

Le corps peut être pris entre les deux mains, il est parfois réductible.

Dans la variété de *flexion du col*, celui-ci est oblique de haut en bas et d'arrière en avant : l'orifice regarde directement en avant au lieu d'appuyer sur la cloison recto-vaginale. Le corps utérin est senti à sa place normale, ce qui permet d'éviter l'erreur de croire à une rétroversion.

Quand le *col et le corps sont fléchis*, le col a la

même direction que précédemment, mais le corps au[illegible]st en antéflexion. Cette flexion est telle, parfois, que le corps et le col forment une masse unique et qu'on ne peut sentir l'angle de flexion.

On distinguera le corps en antéflexion d'un fibrome ou d'une induration inflammatoire par l'impossibilité de trouver par ailleurs le corps utérin, en s'aidant du toucher rectal et du palper hypogastrique. Le cathétérisme sera d'un grand secours : il faudra pour le pratiquer appuyer fortement le manche sur la fourchette et abaisser la lèvre antérieure du col.

Traitement. — 1° *Antéflexion acquise.* — On voit que la *métrite* provoque et entretient la lésion : c'est à elle qu'il convient de s'adresser d'abord par les injections vaginales, les tampons glycérinés ; par le curettage et les injections modificatrices ; par l'amputation du col et l'opération de Schröder, si la métrite cervicale domine. L'emploi des pessaires de Dumontpallier, de Hodge complètera avantageusement le traitement.

2° *Antéflexion congénitale.* — La *dilatation* [illegible] l'aide de bougies de laminaire a pour but de faciliter la menstruation et de combattre la dysménorrhée ; de plus elle modifie la nutrition des parois utérines et par là même agit sur la déviation. Le *redressement* peut être pratiqué à l'aide de pessaires. Les plus simples sont les meilleurs ; les pessaires à tige intra-utérine sont d'un emploi délicat, car ils peuvent provoquer des complications septiques et leur usage sera exceptionnel. Le *massage* utérin a donné parfois de bons résultats. Contre la *douleur*, on emploiera les suppositoires à la morphine et à la belladone.

Déviations en arrière. — Elles sont très fréquentes et entrent dans la pathologie utérine pour une part importante, qui va de 15 à 18 pour cent.

Rétroversion. — Étiologie et anatomie pathologique. — Elle peut se produire subitement à l'occasion d'une chute sur la plante des pieds ou d'un effort violent. D'habitude, elle s'établit lentement, progressivement, et est due à des causes diverses : la métrite augmente le poids de l'organe, que le décubitus prolongé tend à porter en arrière ; si les ligaments utéro-sacrés ont perdu leur tonicité, l'utérus reste définitivement dans cette position ; des adhérences peuvent s'établir entre le fond et les parois pelviennes, alors la rétroflexion devient définitive. Le retard d'involution post-puerpérale, la faiblesse des ligaments ronds produisent le même effet.

L'utérus est en général augmenté de volume, et atteint de métrite.

Symptômes. — Une *douleur* vive, locale et irradiée dans les lombes, les aines, le périnée, se déclare quand la rétroversion est brusque. Dans les cas de développement lent et progressif, la *métrite* évolue avec son cortège propre de symptômes ; il y a *dysménorrhée ;* la stérilité est la règle ; les ténesmes vésical et rectal s'expliquent par la situation anormale de l'utérus.

Diagnostic. — Le palper hypogastrique, combiné au toucher vaginal, révèle la situation horizontale de l'utérus, le col regardant directement en avant, le fond situé en arrière : celui-ci est senti dans le cul-de-sac postérieur et nettement perçu par le toucher rectal. Le cathétérisme révèle la direction spéciale de l'organe. Le corps utérin fait défaut en arrière du pubis, ce qui empêche de croire à une *hematocèle rétro-utérine,* à *un fibrome* de la paroi postérieure, à une *salpingite*, à une accumulation *de scybales*.

TRAITEMENT. — Il est le même que pour la rétroflexion.

Rétroflexion. — C'est une affection beaucoup plus fréquente que la rétroversion.

ÉTIOLOGIE ET ANATOMIE PATHOLOGIQUE. — Elle est exceptionnellement *congénitale*. Elle peut apparaître à la puberté, occasionnée dans ce cas par toutes les causes de la *métrite virginale*. En général, elle succède à la *métrite puerpérale* : soit que la paroi antérieure soit affaiblie par l'insertion du placenta à son niveau et par l'infection de celui-ci; soit qu'on doive attribuer un rôle prépondérant à l'augmentation du poids de l'organe enflammé, à la laxité des ligaments ronds qui laissent le fond tomber en arrière.

Le col présente sa direction normale ou bien se porte légèrement en bas et en avant. Il est en général enflammé, présente les lésions et l'aspect de la métrite cervicale ; il est quelquefois proche de la vulve, à cause d'un certain degré d'abaissement. Le corps est dans le cul-de-sac de Douglas, fléchi sur le col et formant avec lui un angle d'ouverture variable. La paroi antérieure est en général amincie et affaiblie. Le fond peut être libre et mobile; plus souvent il présente des adhérences qui l'unissent aux parois pelviennes ; elles peuvent être lâches et minces ou très épaisses, et dans ce cas fixent définitivement le fond de l'utérus. La salpingite est très fréquente, et les trompes, dilatées ou scléreuses, sont prolabées avec le corps utérin dans le cul-de-sac de Douglas.

On peut interpréter la chose de deux façons. Pour les uns, la salpingite est secondaire à la métrite et à la rétroflexion : celle-ci provoque une stagnation, de la rétention et par suite la salpingite. Pour d'autres, la salpingite est le fait primitif : les trompes enflammées et plus lourdes tombent dans le cul-de-sac rétro-utérin, entrainent avec elles le corps de l'utérus, s'entourent d'adhérences péritonéales qui fixent et immobilisent à la fois les trompes et l'utérus.

Symptômes. — On observe tous les signes habituels de la *métrite*, qui existe toujours dans la rétroflexion. La *dysménorrhée* s'explique par la salpingite et surtout par la rétroversion, qui oppose, par la coudure même de l'isthme, un obstacle mécanique à l'issue du sang menstruel. Les douleurs sont paroxystiques, revêtent le type des coliques et leur cessation coïncide avec l'expulsion d'une petite quantité de sang et de caillots. La *stérilité* s'observe très fréquemment et s'explique par la métrite et l'acidité du liquide utérin; par la salpingite et par l'obstacle apporté à la migration de l'ovule et du spermatozoïde; par la coudure utérine enfin, qui empêche l'ascension du sperme, comme elle empêche l'expulsion du sang menstruel. Quand la conception se produit, l'utérus peut se développer normalement ou, au contraire, s'enclaver davantage dans le petit bassin. Enfin, à la suite de l'accouchement, l'involution normale fait cesser la rétroflexion et la grossesse joue dans ce cas un rôle thérapeutique certain.

Des troubles nerveux très divers éclatent également et doivent être considérés comme d'ordre réflexe, quoique certains soient attribués à la compression du plexus sacré par l'utérus, la paramétrite et la salpingite : tels les troubles paralytiques des membres inférieurs, pouvant aller de la parésie à la paraplégie complète. Les troubles dyspeptiques, la chorée, les attaques épileptiformes, les vomissements incessants, l'hystérie, sont manifestement de nature réflexe et liés à la rétroflexion, puisqu'ils cessent par le redressement de l'utérus.

La *constipation* est opiniâtre, et les malades peuvent présenter des troubles liés à la *coprémie*.

Diagnostic. — Le doigt vaginal sent, dans le cul-de-sac postérieur, une masse dure, arrondie et lisse, constituée par la face postérieure du corps de l'utérus. On y sent, d'après Le Dentu, une crête médiane, longitudinale, saillante et facile à percevoir. En ramenant le doigt en avant, on trouve le col, accolé au pubis, contre la paroi antérieure du vagin, plus rapproché de la fente vulvaire qu'à l'état normal. Le toucher rectal permet de sentir le corps utérin, faisant une saillie dans la lumière du rectum. Le corps et le col sont séparés par un angle d'ouverture variable. Le cathétérisme ne peut être pratiqué que si l'on abaisse la lèvre supérieure du col et si l'on donne à l'instrument une courbure favorable : il faut, de plus, ramener fortement le manche en avant, pour que l'introduction de la tige soit possible. Le palper hypogastrique, combiné au toucher vaginal, montre que la région rétro-pubienne est déshabitée. Cela suffit à faire écarter l'idée d'une tumeur ou collection développée dans le cul-de-sac de Douglas : fibrome, hématocèle, salpingite. Enfin la rétroversion se distingue de la rétroflexion par l'absence d'angle de flexion entre le col et le corps.

En cherchant à relever le fond de l'utérus avec les doigts ou avec l'hystéromètre, on obtient des résultats variables qui ont poussé le professeur Trélat à reconnaître trois classes de rétroflexions, au point de vue de leur réductibilité : 1° rétroflexions *réductibles ; 2° résistantes; 3° adhérentes.*

Traitement. — I. — Avant de tenter la réduction de la rétroflexion, il faut guérir la *métrite*, qui est souvent la cause de la déviation, mais qui, en tout cas, coexiste toujours avec elle. Le *curettage* de l'utérus, avec injections modificatrices, cela après dilatation préalable, l'*amputation du col* par la méthode de Schröder, seront donc indiqués. Contre la salpingite, cause ou conséquence de la rétroflexion, on prescrit les irrigations chaudes et abondantes du vagin, du rectum, les cataplasmes sur le ventre, les tampons glycérinés sur le col. Puis on tentera la réduction et on la maintiendra.

II. — Pour *réduire la rétroflexion*, diverses manœuvres peuvent être indiquées et peuvent donner de bons résultats.

a) La *position génu-pectorale* fait tomber en avant les viscères et l'utérus prend sa position normale quand son corps est libre d'adhérences. La femme peut, plusieurs fois par jour, prendre cette position : on l'engagera à dormir, couchée sur le ventre. Pour faciliter encore la mise en place de l'utérus, il est bon, dans la position génu-pectorale, de faciliter l'entrée de l'air dans le vagin, soit que le médecin déprime la paroi antérieure du vagin, à l'aide d'une valve de Sims, soit que la malade produise le même effet avec son doigt ou s'introduise dans le vagin un spéculum grillagé.

b) Le *redressement bi-manuel* est indiqué, quand la méthode précédente ne réussit pas. L'opérateur introduit l'index et le médius dans le vagin, il pousse fortement le col en arrière. La main abdominale déprime fortement la paroi, va à la recherche du corps, le relève et l'attire en avant. Il est quelquefois nécessaire d'endormir la malade; la paroi abdominale se déprime mieux, on peut libérer le corps des adhérences qui l'emprisonnent, quand elles sont peu serrées et peu épaisses.

c) La *réduction avec la sonde* utérine est plus employée que le redressement bi-manuel. On ramollit le tissu utérin par l'application de tiges de laminaire progressivement croissantes, pendant 2 à 3 jours. On curette la cavité, pour combattre la métrite. On se sert d'un cathéter solide, qu'on introduit prudemment. Puis on pratique la réduction, en abaissant le manche vers la fourchette. Il faut procéder avec lenteur, en appuyant progressivement. Si la rétroflexion est tenace, s'il existe des adhérences, on interviendra en plusieurs séances. Une fois le redressement obtenu, on le maintiendra à l'aide de tampons aseptiques introduits dans le cul-de-sac postérieur.

d) La *réduction à l'aide du redresseur utérin* de Trélat repose sur le même principe que le procédé qu'on vient de lire. Le *redresseur* est un hystéromètre articulé qu'on infléchit d'abord, pour l'introduire, dans le sens même de la déviation utérine.

Puis on le redresse et on exagère même l'antéflexion de l'utérus.

III. – Une fois l'utérus redressé, il faut le fixer : ce but est obtenu par des appareils prothétiques, des pessaires, ou à l'aide d'une opération chirurgicale proprement dite.

a) *Pessaires.* — Plusieurs types peuvent être employés. La matière constituante en est variable: faits en caoutchouc durci, ils sont inaltérables et leur forme peut être modifiée par immersion dans l'eau chaude; même avantage pour ceux qui sont formés d'une tige de cuivre entourée de caoutchouc. Les pessaires en aluminium sont très légers, mais altérables et ils seront changés souvent. Les formes des pessaires sont elles-mêmes très diverses. Le *pessaire annulaire* de Dumontpallier suffit dans un grand nombre de cas; le *pessaire de Hodge*, formé de deux courbures disposées en sens inverse, est le plus employé. Pour l'introduire, on le présente de champ à la vulve, on le fait glisser de même dans le vagin, puis on le retourne horizontalement, de telle sorte qu'il embrasse la face postérieure du col par sa courbure concave en haut et qu'il appuie sur la face postérieure du pubis par sa courbure concave en bas. D'autres formes de pessaires plus compliqués ont été employées par divers chirurgiens. — On associera, avec avantage, à l'usage des pessaires, le port d'une *ceinture abdominale*, qui soutient les viscères.

Mais ces moyens ne suffisent pas toujours et dans ces cas on est autorisé à pratiquer une opération sanglante.

b) *Opération d'Alquié-Alexander.* — Elle a pour but de soulever et de soutenir l'utérus en raccourcissant les ligaments ronds. Elle a été proposée par Alquié de Montpellier en 1840, mais pratiquée et réglée dans ses différents temps par Alexander, en 1881.

1er *Temps.— Recherche des ligaments :* Incision de 5 centimètres, parallèle à l'arcade de Fallope, commençant à l'épine du pubis.

Chercher l'orifice inguinal externe, en dénuder les piliers et les fibres arciformes supéro-externes. Au milieu de la graisse, derrière le filet nerveux génito-crural, on trouve le ligament rond sous forme d'un cordon dur, qui envoie des filaments aux parois voisines.

2e *Temps. — Réduction de l'utérus*, à l'aide de la sonde, par le vagin.

3e *Temps. — Dissection des ligaments ronds*, aussi loin que possible, dans le canal inguinal, jusqu'au voisinage de l'orifice interne, mais en évitant d'attirer un cul-de-sac de la séreuse.

Dans ce temps, il faut veiller à ne pas rompre les ligaments et prendre garde quand ils sont particulièrement minces.

4e *Temps.* — Fixer les ligaments raccourcis aux piliers, et aux tissus voisins, par des points passés à la soie ou au catgut. Il faut, pendant un mois, maintenir l'utérus réduit, soit par un pessaire de Hodge, soit à l'aide de tampons, poussés dans le cul-de-sac postérieur du vagin.

Les résultats sont généralement bons et notamment la grossesse évolue de façon normale.

c) *Gastro-hystéropexie.* — Les procédés changent avec chaque auteur, mais l'économie générale de l'opération comprend les temps suivants :

1er *Temps. — Incision de la paroi abdominale*, longue de 5 à 6 centimètres, commençant à deux travers de doigts au-dessus du pubis.

2e *Temps. — Recherche et redressement de l'utérus.* La main introduite derrière l'utérus, le chirurgien dilacère les adhérences avec les doigts, relève et redresse l'utérus, dégage et extirpe un ovaire scléro-kystique, une trompe enflammée.

3e *Temps. — Fixation de l'utérus à la paroi abdominale.* Diverses méthodes sont employées. Les uns emploient des crins de Florence, qui traversent toutes les couches de la paroi abdominale et le tissu utérin, au niveau de sa face antérieure, sans intéresser la muqueuse. Terrier traverse l'utérus par 3 gros fils de catgut, absorbables par conséquent, et tous les tissus de la paroi abdominale, sauf la peau.

4e Temps. — Suture de la paroi abdominale.

Résultats. — Ils sont généralement bons, pour ce qui concerne la rétrodéviation utérine.

Pour ce qui concerne la grossesse, des résultats divers ont été observés. En général cependant, elle suit son cours normal et l'accouchement se fait à terme.

Cependant, en cas de fixation de l'utérus par le fond, on a observé une antéversion exagérée et la prédisposition aux présentations vicieuses.

d) Hystéropexie vaginale. — Les procédés reviennent à ceci, avec des modifications plus ou moins importantes :

1° Incision transversale du cul-de-sac vaginal antérieur;

2° Refoulement en avant de la vessie.

3° Suture du corps (face antérieure ou fond) à l'incision vaginale antérieure.

IV. — L'hystérectomie vaginale est commandée par les cas rebelles à tout autre traitement et dans les formes très douloureuses.

5. — DÉPLACEMENT DES ORGANES GÉNITAUX

Ce nom répond aux changements de situation de l'utérus, qui se font dans le sens vertical. Il y en a deux :

1° L'élévation de l'utérus;

2° L'abaissement ou prolapsus.

1° **Élévation de l'utérus.** — Ce déplacement est rare et jamais il n'est primitif; on l'observe quand une tumeur se développe dans l'utérus, dans les annexes utéro-ovariens, dans le vagin, le rectum ou la vessie. On le reconnaît à ce fait que le col est anormalement éloigné de la vulve; il indique qu'il existe une grossesse ou une tumeur située au voisinage de l'utérus et qui le soulève.

2) **Abaissement ou prolapsus de l'utérus.** — C'est le déplacement de beaucoup le plus fréquent.

ÉTIOLOGIE. PATHOGÉNIE. — Pour que l'abaissement se produise, il faut que les moyens de contention de l'utérus aient perdu leur action. Tantôt ils sont solides, mais forcés par un effort, par exemple : on a alors un déplacement *de force*. Tantôt ils sont peu résistants, sans solidité, et on a un prolapsus *de faiblesse*.

Le prolapsus de force se produit à la suite d'un *effort* violent, d'un accès de toux, d'une attaque d'épilepsie : c'est le *prolapsus aigu*. On l'observe tantôt chez la vierge, tantôt chez la multipare, dont le système de soutien de l'utérus a été affaibli par la *grossesse*, l'*infection*. La *grossesse* agit en ramollissant et affaiblissant les moyens de contention de l'utérus; de plus, l'augmentation du poids de l'organe intervient pour une large part.

Dans la pathogénie des *prolapsus de faiblesse*, la cause prédisposante est dans l'affaiblissement des moyens de contention et la cause occasionnelle dans l'augmentation de la pression intra-abdominale. La *déchirure du périnée* est très souvent notée et l'on sait l'importance du rôle que joue le périnée dans la statique de l'utérus. Les *ligaments de soutien* peuvent être affaiblis congénitalement, en même temps que les autres tissus et la ptose pelvienne n'est qu'une partie de l'enteroptose généralisée de Glénard. Mais dans ces deux cas, d'autres causes accessoires interviennent pour produire, exagérer le prolapsus, en augmentant la pression abdominale qui tend à chasser du bassin les organes qu'il contient : la constriction par les vêtements, les efforts répétés, les poussées de ténesme anal et rectal. L'augmentation du poids de l'utérus a le même effet.

Anatomie pathologique. — On a l'habitude d'étudier, à l'exemple de Trélat, en même temps que le prolapsus de l'utérus, celui des parois vaginales antérieure et postérieure. Aussi faut-il reconnaître certaines catégories et certains degrés dans l'ensemble de l'affection.

1° *Prolapsus du vagin seul.* — En général, c'est lui qui se produit d'abord et qui entraîne à sa suite le prolapsus de l'utérus. La paroi vaginale antérieure est celle qui descend le plus facilement et le plus fréquemment. Comme la vessie lui est intimement unie, elle l'accompagne et de bonne heure fait hernie : la *cystocèle* est constituée. La paroi vaginale postérieure se prolabe beaucoup plus rarement ; de plus, le rectum lui est peu intimement uni, aussi ne fait-il hernie qu'assez tardivement : à ce moment, la *rectocèle* est produite. Il peut arriver qu'avec une hernie de la paroi vaginale, la vessie et le rectum restent en place, tandis que le péritoine se laisse allonger sous l'effet de la presse abdominale, il se produit, en ce cas, *une hernie* ou *entérocèle vaginale*, soit antérieure, soit postérieure.

2° *Hypertrophie de la portion sus-vaginale du col avec prolapsus du vagin.* — L'hypertrophie est la conséquence des tractions continuelles exercées par le vagin prolabé sur le col, le corps étant fortement fixé en haut. Généralement la paroi vaginale antérieure, qui fait hernie plus tôt et plus fortement, provoque un allongement plus marqué en avant qu'en arrière. Tandis que le cul-de-sac antérieur du vagin a disparu, le postérieur est conservé ou même plus profond qu'à l'état normal. Dans ces cas, le museau de tanche est en général atrophié.

Mais l'hypertrophie du col peut être primitive et la hernie du vagin secondaire. Dans ce cas, la portion supérieure du vagin est seule herniée et, de plus, le museau de tanche est bien conservé ou même hypertrophié.

3) *Procidence du vagin et de l'utérus sans hypertrophie du col.* — L'utérus est abaissé, chaque fois que le col utérin est à moins de 6 cent. de la vulve.

Il y a 3 degrés : dans le premier (*abaissement ou prolapsus*), le col s'est rapproché de la vulve sans l'atteindre ;

Dans le 2e (*descente ou procidence*), le col atteint la vulve, le corps a basculé en arrière et appuie sur la concavité du sacrum.

Dans le 3e (*chute ou précipitation*), le col a pénétré la vulve et l'utérus pend plus ou moins bas.

4) *Etat des organes prolabés.* — La *muqueuse vaginale* est renversée en doigt de gant, elle est irritée et donne lieu à une sécrétion muco-purulente; le contact de l'air, les frôlements ont pour résultat de la *cutiser*.

La vessie est bilobée, en bissac; l'urine stagne

dans la poche inférieure ou prolabée; il y a compression des uretères, dilatation des bassinets; quelquefois on note un calcul dans le cul-de-sac hernié.

Le rectum hernié présente aussi une partie, un diverticule, qui accompagne le vagin: il y a irritation, rectite, fréquemment avec écoulement muco-purulent.

L'utérus est toujours atteint de *métrite* : *métrite du col*, due aux traumatismes, aux frottements; *métrite du corps*, par propagation.

Les *trompes* sont atteintes, en général, de salpingite chronique par propagation.

Symptômes. — Dans le *prolapsus aigu*, la malade éprouve subitement une douleur violente, avec tendances à la syncope. On voit subitement pendre à la vulve soit la paroi vaginale antérieure, soit l'utérus lui-même.

Dans le *prolapsus lent et progressif*, on observe des signes physiques et des troubles fonctionnels.

Les *troubles fonctionnels* peuvent être peu marqués, même avec un prolapsus très prononcé. Les malades accusent, en général, des tiraillements et une sensation de pesanteur dans le bassin, des douleurs dans les reins, dans le périnée, le bas ventre; de la fatigue pendant la marche, l'impossibilité de soulever les objets pesants; à cela se joignent les signes de la *métrite*, notamment la leucorrhée.

Les troubles de la miction dépendent de la cystocèle : dysurie, pollakiurie, ténesme vésical, incontinence. La miction est facilitée, quand on presse sur le diverticule hernié de la vessie.

La rectocèle s'accompagne de constipation, de ténesme, d'épreintes.

La menstruation est normale.

La conception est possible, le développement de l'utérus est normal et les troubles cessent pendant la grossesse.

La mort peut survenir par compression des uretères et urémie.

On a vu l'utérus menacé de gangrène.

Les *signes physiques* sont caractéritiques.

Au début, la paroi vaginale antérieure fait saillie seulement dans l'effort, quand la femme pousse; puis la saillie est permanente.

Plus tard, l'orifice utérin apparaît avec ou sans prolapsus de la paroi vaginale postérieure.

Le toucher montre, au premier degré, le col abaissé, et les parois vaginales larges, flottantes.

Au deuxième degré, le col est à la vulve, le vagin descend plus bas que lui.

Au troisième degré, le toucher et la vue permettent de se rendre compte exactement de l'état des parties.

Le cathétérisme utérin renseigne sur la longueur et la direction de l'organe : si la longueur dépasse 8 centimètres, il y a allongement du col.

Le cathétérisme vésical permet de se rendre compte de l'état, de la direction de la vessie.

Le toucher rectal renseigne sur les déplacements de l'ampoule.

On tentera enfin la réduction de l'organe : elle se fait avec une facilité variable selon les cas; mais souvent la chute se reproduit aussitôt, comme si l'utérus avait perdu droit de domicile dans le petit bassin.

DIAGNOSTIC. — *Un polype* utérin ne s'accompagne pas de prolapsus du vagin.

L'*inversion de l'utérus* présente un sillon qui entoure la partie inversée et il n'y a pas de prolapsus du vagin.

L'*hypertrophie du col* provoque la chute du vagin, et l'abaissement du museau de tanche, mais le fond de l'utérus est senti à sa place normale; il y a allongement considérable de la cavité utérine.

TRAITEMENT. — Il peut être *prothétique* ou *chirurgical*.

Le *traitement prothétique* suppose la *réduction* des parties prolabées, puis leur *contention*.

Pour la *réduction*, la femme est mise dans la position génu-pectorale et y reste pendant 12 à 15 minutes, pour laisser aux organes le temps de se décongestionner. Puis on tente la réduction, lentement, en poussant les organes suivant l'axe du détroit inférieur.

La *contention* peut se pratiquer de différentes façons :

Le repos au lit, les cuisses fléchies et serrées, répond au prolapsus aigu qui accompagne l'accouchement. Une ceinture hypogastrique bien faite, supportant les viscères et les empêchant de peser sur l'utérus, est indiquée dans les cas d'entéroptose généralisée où l'utérus est refoulé par la tension abdominale.

Les pessaires soutiennent directement l'utérus, mais ils ne sont efficaces que si le périnée a conservé sa tonicité. Les pessaires de Dumontpallier et de Hodge seront essayés; s'ils sont insuffisants, on aura recours aux pessaires qui sont à la fois externes et internes : au dehors, ils sont portés par une ceinture, au dedans, ils supportent directement l'utérus.

Le massage utérin, par la méthode de Brandt,

sera un auxiliaire précieux du traitement prothétique ; de même le curettage, qui s'adresse à la métrite concomitante, aura pour effet de diminuer le poids de l'utérus.

Le *traitement chirurgical* sera employé, quand les divers modes de traitement, que nous venons d'énumérer, resteront sans résultat. La nature de l'opération chirurgicale à pratiquer varie naturellement avec la nature des lésions anatomiques.

1° Dans le cas de *procidence du vagin seul*, sans hypertrophie du col et sans abaissement notable de l'utérus, il est indiqué de pratiquer l'*élytrorraphie* ou *colporraphie antérieure*, combinée à la *colpo-périnéorraphie*.

La *colporraphie antérieure* consiste à enlever à l'aide du bistouri et des ciseaux, sur la paroi vaginale antérieure, une bande de tissu triangulaire : le sommet du triangle est en avant, sous l'urètre; la base est en arrière, transversale, devant le col utérin. On rapproche, par des points de suture au crin de Florence, les bords avivés de la plaie et on rétrécit d'autant la paroi vaginale antérieure.

La *colpo-périnéorraphie* est la combinaison d'une colporraphie postérieure et d'une périnéorraphie. Le procédé de Martin consiste à enlever sur la muqueuse vaginale postérieure un lambeau triangulaire : le sommet du triangle se rapproche, de façon variable, du col; sa base est au niveau de la fourchette. La base se continue même avec un avivement pratiqué au niveau de l'orifice vulvaire et remontant plus ou moins haut, selon que l'on l'on veut diminuer plus ou moins le calibre de cet orifice. Puis les sutures sont faites : sutures profondes au catgut, sutu es superficielles au crin de

Florence. De la sorte, la paroi vaginale postérieure se trouve rétrécie et elle ne peut plus faire hernie. Mais, avant tout, le périnée a été reconstitué, l'orifice vulvaire a été fermé en partie et l'on a donné à l'utérus son moyen de soutien le plus efficace, le *plan périnéal*.

2° S'il existe une *hypertrophie du col* avec la procidence du vagin, il faut ajouter l'*amputation du col* à la colporraphie antérieure et à la colpo-périnéorraphie. L'amputation sus-vaginale du col exige la désinsertion du vagin et on peut la pratiquer de deux façons : soit en enlevant le col en entier, soit en enlevant seulement la partie allongée et en conservant le museau de tanche.

3° Si l'*utérus* est lui-même sensiblement *abaissé*, il faut ajouter à la colporraphie antérieure et à la colpo-périnéorraphie le *raccourcissement des ligaments ronds*, en suivant le procédé d'Alexander qui est connu.

4° Enfin, si l'utérus est fortement abaissé, hypertrophié et difficilement réductible ou même irréductible; si les parois herniées du vagin sont épaissies et si l'ensemble a perdu droit de domicile dans le bassin, on pratique l'*hystérectomie vaginale*, avec large excision du vagin. On fait ensuite une périnéorraphie pour rétrécir l'orifice vulvaire.

6. — INVERSION DE L'UTÉRUS

Définition. — C'est l'invagination de l'organe sur lui-même, de telle sorte que le fond se retourne, se déprime en doigt de gant et fait une saillie plus ou moins forte dans la lumière de l'utérus, dans le col, ou, dépassant celui-ci, dans le vagin.

DIVISION. — Elle est dite *incomplète*, quand le col ne participe pas au renversement de l'utérus. Encore reconnaît-on plusieurs degrés, selon que le fond de l'utérus descend plus ou moins bas.

Elle est dite *complète* ou *totale*, variété exceptionnelle, quand le col se renverse lui aussi. L'utérus est complètement retourné et l'orifice du col regarde en haut dans la cavité abdominale.

ÉTIOLOGIE. PATHOGÉNIE. — Pour que l'inversion se produise, il faut qu'une partie du corps soit devenue inerte et donne prise aux contractions du muscle situé au-dessous. Dans l'*accouchement*, ces conditions se trouvent remplies; car l'utérus est dilaté; une zone de sa surface est paralysée, inerte, au point où s'implantait le placenta. L'inversion est provoquée par les tractions exagérées sur le cordon, par un effort exagéré des parois abdominales, en cas d'inertie utérine. La brièveté du cordon, l'adhérence anormale du placenta au tissu utérin produisent le même résultat.

En cas de *polype utérin*, surtout *de fibrome*, l'inversion se produit, grâce aux contractions du muscle utérin qui saisit et attire en bas la tumeur, comme le font les efforts de déglutition sur le bol alimentaire. Le pédicule attire le fond de l'utérus qui se déprime.

Sur 400 cas d'inversion, 350 succèdent à la grossesse, 50 sont dus à des polypes.

Elle pourrait, enfin, s'observer de façon aiguë, chez des multipares à la suite d'un violent effort.

ANATOMIE PATHOLOGIQUE. — Quand *l'inversion est récente*, à la suite de l'accouchement surtout, le corps utérin passe par la cavité cervicale : le corps et le col sont séparés par un sillon circulaire. Dans la cupule que forme le corps inversé, se trouvent attirés les trompes et les ovaires, quelquefois une anse intestinale y descend. Quand l'*inversion dure depuis longtemps*, la cavité que forme l'utérus inversé disparaît. Le corps utérin devient aussi dur qu'un corps fibreux; la partie étranglée par le col s'effile et simule le pédicule d'un fibrome; la muqueuse est analogue à celle du vagin et les glandes ont disparu.

Si l'*inversion chronique se complique de prolapsus*, la muqueuse utérine présente des *ulcérations* par frottement et donne lieu à une sécrétion muco-purulente; plus souvent elle se *cutise* et se recouvre d'épithélium pavimenteux.—Une *complication* peut se produire : c'est la *gangrène* de la partie qui dépasse le col, celui-ci jouant vis-à-vis d'elle le rôle d'un lien constricteur serré.

Symptômes. — Dans l'inversion aiguë, consécutive à l'accouchement, il se produit une douleur brusque, très vive, souvent accompagnée de vomissements et de syncope; l'état général est grave, comme dans les traumatismes sérieux de l'abdomen; il se produit toujours une *hémorrhagie* abondante, le sang coule à flots et la mort peut survenir par suite de l'écoulement du sang.

Dans la forme à installation lente et progressive, les phénomènes sont moins nettement dessinés. Il y a, presque dans tous les cas, de la douleur qui revêt la forme de coliques, avec paroxysmes, provoquée probablement par les contractions du muscle utérin. La métrorrhagie est presque constante et souvent continuelle, exagérée encore au moment des règles. Elle affaiblit beaucoup les malades et peut les emporter.

Il est régulier d'observer une leucorrhée abondante, accompagnée des signes habituels de la métrite : troubles digestifs, nerveux; la marche est pénible; la miction et la défécation sont gênées par la compression que la tumeur exerce sur la vessie et sur le rectum.

Diagnostic. — Il s'établit surtout à l'aide des signes physiques, que l'on note par les divers procédés d'exploration.

Si l'inversion est incomplète, on constate au toucher et au spéculum que le col a conservé ses caractères normaux ; quand le corps descend plus bas, on peut noter, selon le degré, une masse globuleuse rougeâtre s'avançant vers l'extérieur dans le col lui-même, ou faisant saillie hors du col, qui l'étrangle par une sorte de bourrelet circulaire. Enfin quand l'inversion est complète, ce qu'on n'observe que très rarement, le col a disparu et l'utérus en entier se présente par sa face muqueuse. — On constate, en outre, par le palper et le toucher combinés, que le globe utérin fait défaut dans le petit bassin ; quelquefois, on sent à la partie supérieure de la tumeur un bourrelet circulaire.

Il faut distinguer cette affection d'un polype et d'un prolapsus simple.

Mais le *polype* est plus dur que le corps utérin inversé ; on sent le corps utérin en place ; un hystéromètre peut être introduit entre le polype et le col et révèle un agrandissement de la cavité utérine.

La coexistence d'un *polype* et d'une *inversion*, celle-ci étant provoquée par le polype, est beaucoup plus difficile à reconnaître et il est délicat de dire ce qui revient à la tumeur et à l'utérus.

Le *prolapsus simple* se reconnaît à l'effacement

des culs-de-sacs du vagin, à la conservation habituelle du museau de tanche qui présente son orifice central.

PRONOSTIC. — Il est toujours grave, car la réduction spontanée s'observe rarement. La gangrène peut être un mode de guérison et d'élimination ; mais elle a souvent provoqué l'infection. Dans la forme prolongée, les métrorrhagies, la leucorrhée, les douleurs amènent les femmes à un degré d'affaiblissement extrême.

TRAITEMENT. — *Dans les cas aigus*, il faut tenter la *réduction*. Elle est d'autant plus facile à exécuter qu'on est plus près du début de l'accident.

Dans les cas chroniques, elle doit toujours être le premier traitement à essayer. Deux procédés sont appliqués : procédé de force et procédé de douceur.

Les *procédés de force* consistent à réduire la partie inversée : soit par la *réduction manuelle*, dans ce cas, on presse fortement sur la partie saillante, tandis qu'on dilate le col et que l'autre main, dans le rectum ou sur la paroi abdominale, immobilise la tumeur; soit par la *laparotomie*, avec réduction par la voie péritonéale.

Les *procédés de douceur*, à opposer aux précédents, pratiquent la réduction lente; on peut employer la *pression continue* sur la tumeur, la femme étant au repos, et prenant de nombreuses et abondantes injections chaudes. Le *tamponnement du vagin à la gaze iodoformée* a donné de bons résultats.

L'ablation de la partie inversée sera justifiée quand aucun des procédés précédents n'aura réussi : on peut la pratiquer à l'aide de l'*écraseur linéaire*, mais il ne garantit pas absolument contre l'hémorrhagie; il sera préférable d'exciser au bistouri après avoir placé une ligature ou un clamp. Enfin l'*hystérectomie vaginale totale* est indiquée, pour certains auteurs, dès que la réduction paraît impossible.

7. — MÉTRITES

Définition. — La *métrite* est l'inflammation de l'utérus, d'après l'étymologie même du mot.

L'inflammation est ici, comme l'enseigne la pathologie générale, le résultat de l'infection et s'accompagne de lésions irritatives au niveau des tissus utérins.

Comme les agents infectieux sont très divers, que le mode de réaction de l'utérus est variable, que les causes d'infection sont elles-mêmes très différentes, il en résulte qu'on n'observe pas une métrite, mais des catégories, des variétés de métrites.

Division. — Pour simplifier l'étude clinique, on peut décrire ici, comme au niveau de tout organe, deux formes d'inflammation, l'une *aiguë*, l'autre *chronique*, qui se différencient par leurs causes, par les lésions anatomo-pathologiques, par le terrain sur lequel la maladie évolue et par les signes cliniques auxquels elles donnent lieu. Cette division se base sur la *marche* de l'affection. — D'autres divisions ont pour base le *siège* du mal et reconnaissent la métrite du *col*, et celle du *corps ;* l'*endométrite* ou métrite muqueuse et la *métrite parenchymateuse.* — D'autres divisions ont trait à l'*étiologie* et séparent les métrites *blennorrhagique*, *puerpérale*, *diathésique*, *traumatique*..., etc. — Basées sur l'*anatomie pathologique*, elles distinguent la métrite *granuleuse*, *fongueuse*, *ulcéreuse*, etc.

Enfin, si l'on s'en tient aux signes cliniques qui prédominent, on décrit une *métrite inflammatoire aiguë*, une *métrite hémorrhagique*, une *métrite catarrhale*, une *métrite douloureuse chronique*. (Pozzi.)

Anatomie pathologique. — Les lésions doivent être considérées séparément au niveau du corps et au niveau du col ; non pas qu'elles puissent exister séparément sur l'un ou sur l'autre, mais parce qu'elles prédominent, en général, soit sur le corps, soit sur le col.

Métrite du corps utérin. — *Métrite aiguë.* — Les lésions occupent toutes les tuniques de l'utérus et non pas l'une d'elles séparément. Il n'y a donc pas lieu de distinguer une métrite muqueuse et une métrite parenchymateuse, mais il faut les confondre dans une description unique.

L'utérus est gros, son tissu est ramolli et de couleur plus foncée que normalement ; la muqueuse est rouge, congestionnée, avec des arborisations fines qui tiennent aux ectasies capillaires ; des ecchymoses peuvent se produire à son niveau, par suite de ruptures vasculaires et à la suite de foyers hémorrhagiques. Rarement on observe, dans la métrite puerpérale, la production d'abcès dans l'épaisseur des tuniques de l'utérus.

Au microscope, les glandes ne sont pas altérées, mais il y a une prolifération considérable des cellules intermédiaires et une richesse extrême de cellules rondes.

Métrite chronique. — Au niveau du *parenchyme*, on observe, dans une 1re période, une prolifération intense du tissu conjonctif ; le tissu musculaire ne s'hypertrophie pas parallèlement, il reste stationnaire et souvent même s'atrophie ou présente de la dégénérescence graisseuse. L'utérus augmente de volume; les vaisseaux sont dilatés et les lymphocytes se répandent autour d'eux par diapédèse.

Plus tard, dans une deuxième période, le tissu conjonctif jeune vieillit et s'indure : l'utérus crie, à la coupe, sous le bistouri. Mais on n'observe que très rarement son atrophie sous l'effet de la rétraction conjonctive : l'hypertrophie progressive est plutôt la règle.

Au niveau de la *muqueuse*, on observe, d'après M. Cornil, la perte de l'aspect normal de cette tunique. Elle n'est plus blanchâtre, lisse et résistante. Mais elle est molle, pulpeuse, de coloration rosée ou rouge et se laisse facilement dilacérer.

Suivant la forme et la localisation des lésions, on peut décrire trois types qui existent isolément sur certaines pièces ou sont combinés ensemble :

1° Endométrite interstitielle;

2° Endométrite glandulaire;

3° Endométrite polypeuse.

Endométrite interstitielle. — Les cellules rondes et jeunes, qui encombraient le chorion et remplissaient les espaces interglandulaires, sont passées à l'état adulte; les glandes sont atrophiées et comprimées en totalité ou seulement sur un point, ce qui donne lieu à la formation de cavités kystiques, en arrière du point rétréci. En somme, il existe une sclérose très intense du tissu conjonctif et une diminution telle de la muqueuse qu'elle ne forme qu'une mince couche recouvrant la musculeuse.

Endométrite glandulaire. — Elle se caractérise par la prolifération des glandes : soit qu'elles augmentent de nombre, soit que, leur nombre ne variant pas, elles poussent en tout sens des ramifications et augmentent de dimensions. Le tissu glandulaire ne change pas de caractère.

Endométrite polypeuse. — Elle montre un développement énorme de la muqueuse, toute hérissée de végétations polypeuses et d'aspect fongueux. Au point de vue histologique, c'est une forme mixte, participant aux caractères des deux formes précédentes : elle est à la fois interstitielle et glandulaire.

Métrite du col utérin. — Le col est toujours atteint en même temps que le corps ; mais il peut présenter des lésions plus intenses que celui-ci, car il est plus exposé aux causes de maladie.

C'est d'abord la muqueuse qui est malade, et plus tard l'inflammation est transmise au parenchyme.

Les lésions parenchymateuses sont les mêmes qu'au niveau du corps.

Les lésions muqueuses se présentent sous des formes variées. Les *œufs de Naboth* sont de petits kystes glandulaires, dus à l'oblitération du canal excréteur des glandes muqueuses du col ; en arrière du point sténosé, la glande se dilate sous l'effet de la sécrétion persistante et le kyste se développe : ce sont donc des kystes par rétention. Les *érosions* sont des rougeurs sans perte de substance. Les *ulcérations* s'accompagnent de perte de substance plus ou moins profonde. La muqueuse fait *ectropion* quand elle sort par l'orifice externe du col, elle est rouge en général, érodée ou ulcérée : cet état s'observe à la suite des déchirures du col ou des inflammations prolongées. Les *polypes* sont des hypertrophies glandulaires faisant une saillie variable. Le col est très souvent déchiré, en général à gauche et il présente deux lèvres, une antérieure, l'autre postérieure : le fond de la déchirure est souvent très douloureux au simple contact.

Etiologie. — Les métrites sont toutes, on peut le dire aujourd'hui, de nature infectieuse.

Les agents provocateurs de cette affection sont nombreux ; deux, cependant, s'observent plus fréquemment : le streptocoque, au cours de l'infection post-puerpérale; le gonocoque, au cours de la blennorrhagie.

L'infection est dite exogène (*hétéro-infection*), quand les microbes sont importés du dehors dans la filière génitale : blennorrhagie, par exemple, ou manœuvres septiques de l'accouchement. — Elle peut être aussi endogène (*auto-infection*), car, à l'état normal, le canal génital n'est pas aseptique. Il contient des microbes nombreux, mais dépourvus de toute virulence : on donne à cet état, dans lequel les microbes ne provoquent aucune lésion, le nom de *microbisme latent*. Ils récupèrent leur virulence à l'occasion d'une maladie générale qui affaiblit le sujet, d'un traumatisme local, d'une infection locale, bénigne par elle-même, mais qui exalte la virulence des microbes préexistants. C'est ainsi que l'infection blennorrhagique facilite le développement des staphylocoques ou des streptocoques, et la pullulation simultanée de plusieurs variétés d'agents donne lieu aux *infections associées*, qui sont les plus graves.

Les *causes occasionnelles* de l'infection peuvent être ramenées à quatre principales, qui sont : la menstruation, la copulation, la parturition, le traumatisme (Pozzi).

La *menstruation* peut provoquer la métrite, dès son installation, par la congestion qu'elle provoque au niveau de la muqueuse utérine. La stase du sang menstruel, par un vice de conformation de l'organe, aboutit au même résultat. La *métrite virginale* reconnaît l'un de ces deux mécanismes. La *métrite de la ménopause* s'explique par la perturbation qu'apporte cette modification physiologique au niveau de l'utérus.

La *copulation* peut agir de plusieurs façons : excès de coït, fatigues du voyage de noces. Mais le plus souvent, c'est *l'infection blennorrhagique* qui est en cause, soit que, chez l'homme, la blennorrhagie soit franche et aiguë, soit encore qu'elle soit ancienne, torpide, réduite à un léger suintement urétral, qui constitue la *goutte militaire.*

La *parturition* constitue, avec la précédente, la cause la plus fréquente. Dans l'accouchement normal ou difficile et laborieux, à la suite de l'avortement, l'infection se greffe sur la muqueuse utérine, totalement ou partiellement débarrassée de débris de membranes.

La *déchirure du col* joue un rôle, qui a été très controversé. Tandis qu'Emmet lui attribue une importance extrême, Nœggerath lui dénie toute influence pathologique.

Le *traumatisme* peut exercer son action de différentes façons : c'est tantôt un pessaire mal placé, trop gros, surtout un pessaire à tige intra-utérine ; c'est plus souvent une exploration septique de l'utérus, une intervention septique, telle que curettage, énucléation de fibromes.

Les maladies générales et les diathèses ont une importance beaucoup moins considérable que les causes que nous venons d'énumérer, et n'agissent que comme causes prédisposantes.

Symptômes. — Toutes les formes de métrite présentent un ensemble de signes fonctionnels auquel M. Pozzi donne le nom de *syndrome utérin*. On trouve le syndrome nonseulement dans les métrites pures, mais dans celles qui accompagnent, à titre de complication, les autres maladies de l'utérus ou de ses annexes ; cancer, fibrome, salpingite.., etc.

Symptômes fonctionnels. — Ils constituent, à proprement parler, cet ensemble clinique qui est le syndrome utérin. Parmi eux, les uns sont des troubles utérins, les autres des troubles de voisinage ou des troubles réflexes.

Symptômes utérins. — La *douleur* vient en premier lieu; elle siège à l'hypogastre; elle est franchement médiane, rétro-pubienne, quand l'utérus est seul malade; mais, le plus souvent, elle est latérale, siégeant dans l'une des deux fosses iliaques, le plus souvent à gauche. Il faut expliquer ce signe par une propagation de l'inflammation aux trompes et par une salpingite, d'intensité variable, compliquant la métrite. La prédominance de la douleur à gauche n'est pas expliquée. Cette douleur s'irradie aux lombes et la douleur en ce point peut être plus intense que la douleur pelvienne.

La douleur de la métrite est spontanée, existe même au lit et sans mouvement de la malade; mais le plus souvent elle est provoquée par des conditions diverses : la marche, la fatigue, les cahots de la voiture l'exaspèrent, de même le voyage en chemin de fer; le tramway est mieux supporté : il y a donc, comme pour les calculs des reins et de la vessie, une sorte de *gamme des véhicules*. Les malades marchent courbées en deux, se cramponnent aux meubles de l'appartement et s'asseoient avec mille précautions.

Le palper provoque une exagération de la douleur par la pression sur le fond de l'utérus, par-dessus le pubis; le toucher du col est très pénible; le ballottement de l'utérus par les deux mains, l'une vaginale l'autre abdominale, produit une exagération de la douleur.

A tout moment, même quand elle ne souffre pas, la malade éprouve une sensation de pesanteur, continue, persistante, fort pénible.

La *leucorrhée* est un phénomène constant dans la métrite. Elle consiste dans l'exagération et l'altération de la sécrétion vaginale et utérine normale. C'est ce qu'on appelle les *flueurs blanches*, les *pâles couleurs*, les *pertes blanches*. Ses caractères sont variables avec son point d'origine : la leucorrhée vaginale est en général séreuse, tachant peu le linge; elle est purulente, verdâtre, riche en leucocytes, dans la blennorrhagie par exemple. La leucorrhée utérine est peu visqueuse, quand elle provient du corps utérin; au contraire, si elle provient du col, riche en glandes muqueuses, le liquide est gluant, empesant fortement le linge. L'écoulement est rarement continu, il se produit par intervalles, le liquide s'étant accumulé pendant une longueur de temps variable. Dans le vagin, quelquefois on observe l'issue d'une quantité assez grande de liquide, une sorte de crise d'excrétion, que l'on a attribuée à l'évacuation d'une trompe kystique : il est plus probable que c'est le contenu de l'utérus qui est expulsé sous l'influence d'une action réflexe peu connue.

Mais la métrite n'est pas seule à provoquer la leucorrhée : un état de santé défectueux, tenant à l'anémie, la chlorose, l'insuffisance de l'alimentation, le surmenage, peut aussi la faire survenir.

La *dysménorrhée* ou menstruation douloureuse est due, au cours de la métrite, à des obstacles mécaniques qui s'opposent à l'expulsion du sang menstruel : flexion du col, étroitesse du col.

L'*aménorrhée* est imputable à l'anémie, qui peut être cause ou plus souvent conséquence de la métrite.

Les *métrorrhagies* dépendent directement de la métrite.

Elles s'expliquent par les lésions de la métrite interstitielle, avec dilatations larges des vaisseaux de la muqueuse : cette métrite est primitive, ou secondaire au fibrome et au cancer.

Quand elles surviennent au cours des règles, on les appelle *ménorrhagies;* quand elles surviennent en dehors de la période cataméniale, on les appelle *métrorrhagies proprement dites.*

Le *stérilité* est une conséquence fréquente de la métrite, mais elle n'est pas fatale et la conception peut avoir lieu. La grossesse évolue jusqu'au terme normal ou bien l'avortement vient l'interrompre.

Les *troubles de voisinage* et les *symptômes réflexes* sont aussi très nombreux.

Le *ténesme vésical* s'observe, en même temps que la douleur, pendant la miction et la pollakiurie.

Le *ténesme rectal* s'accompagne d'épreintes, de fausses défécations. La défécation est douloureuse.

La *coccygodynie* constitue une sorte de névralgie sacrée, très douloureuse et très rebelle.

La *constipation* s'explique par ce fait que les malades retardent leurs gardes-robes pour éviter les douleurs qui les accompagnent : leurs selles s'espacent de plus en plus et deviennent finalement très rares.

Des *troubles digestifs* variés sont la conséquence de la métrite, en raison des liaisons étroites que le sympathique établit entre l'utérus et l'estomac.

La dilatation d'estomac peut s'observer; mais c'est surtout de dyspepsie que se plaignent les malades : l'appétit est nul, la digestion est lente, il y a fréquemment de la flatulence, du tympanisme abdominal. Ces troubles digestifs peuvent tromper le clinicien, faire reporter toute l'attention sur l'estomac, en négligeant l'appareil génital qui est cause de tout.

Des *névralgies à distance* sont également très fréquentes et elles sont d'ordre réflexe.

La névralgie intercostale est très commune; de même les névralgies faciale, lombo-abdominale ou sciatique.

L'*apparition des névroses* est facilitée par la métrite chez les femmes prédisposées. On observe souvent l'hystérie avec tous ses signes classiques; cependant la toux hystérique, sèche, par émissions isolées, peut inquiéter la malade ou son entourage, mais elle ne répond à aucun signe stéthoscopique.

La neurasthénie survient à la longue, provoquant une dépression sérieuse du système nerveux et musculaire.

L'*état général* périclite en raison des troubles utérins et des troubles réflexes : la malade prend l'aspect d'une chloro-anémique, elle est sujette à des palpitations et ses traits tirés, ses yeux bistrés, son teint terreux lui donnent cet air de souffrance, qui constitue le *facies utérin*.

Signes physiques. — Le *toucher* sera combiné au *palper*. Le doigt va à la recherche du col : il en fait le tour et se rend compte de son augmentation de volume ; est-il dur ou non ; porte-t-il des œufs de Naboth ; sent-on des ulcérations ; est-il doux au toucher, velvétique ; est-il déchiré, surtout à gauche, et la pression à ce niveau provoque-t-elle une douleur vive (cheville douloureuse) ?

Le ballottement est-il douloureux : on prend l'utérus entre les deux mains et on l'élève et l'abaisse brusquement. La base des ligaments larges est-elle indurée ; les culs-de-sac latéraux et postérieur sont-ils libres ou occupés par les annexes enflammés eux-mêmes ?

L'examen au speculum est le complément indispensable du toucher. Il rend compte des modifications survenues au niveau du vagin et du col. Le col peut être couvert d'érosions ou d'ulcérations ; il peut présenter des œufs de Naboth, des saillies papilleuses ; il est souvent déchiré à gauche ou des deux côtés ; il est couvert de mucus très adhérent et qu'on détache difficilement ; son orifice donne issue à du pus, qui est pur ou strié de sang.

L'hystérométrie sera pratiquée avec précaution ; il peut y avoir allongement jusqu'à 8 centimètres, mais pas plus ; souvent elle provoque de la douleur, due aux mouvements qu'on imprime à l'utérus. L'issue de sang, après le retrait de la sonde, est un bon signe de métrite.

Formes de la métrite. — Les symptômes fonctionnels décrits jusqu'ici sont propres à la plus grande partie des formes de métrite. Mais dans chacune de celles-ci, certains symptômes prédominent, de manière à constituer des types cliniques très nettement différenciés.

Forme aiguë. — Elle peut survenir d'emblée, à la suite d'un cathétérisme septique, d'une blennorrhagie aiguë; ou bien apparaître au cours d'une métrite chronique, sous l'influence d'une fatigue ou de la menstruation.

Le début peut ne consister qu'en un malaise avec gêne et pesanteur dans le bassin, douleurs irradiées dans les reins, les aines, les cuisses, ténesme anal et vésical. Souvent aussi, le début est marqué par un frisson et de la fièvre. Le ventre est sensible à l'hypogastre, ou dans sa totalité, on observe des vomissements, du tympanisme; le vagin est chaud, le doigt sent des battements artériels, le museau de tanche est rouge et gonflé, œdémateux, l'orifice externe est entr'ouvert.

Au bout de quelques jours, se produit un écoulement visqueux qui devient ensuite crémeux, purulent et souvent sanguinolent. L'hémorrhagie, quand elle se produit, s'accompagne souvent d'un amendement des symptômes et surtout d'un soulagement considérable des douleurs.

La marche est variable : la métrite guérit en 6 semaines environ, en dehors de l'état puerpéral, où elle est le point de départ d'une métrite chronique.

L'inflammation peut se propager aux trompes de Fallope et provoquer une salpingite aiguë, souvent aussi une péritonite suraiguë rapidement mortelle. Enfin elle est souvent l'origine de poussées inflammatoires péri-utérines.

Forme catarrhale. — Elle est caractérisée par deux symptômes prédominants : ulcération du col, leucorrhée intense. Elle succède à la forme aiguë ou bien elle est chronique d'emblée; elle est due soit à un état constitutionnel mauvais, soit à des causes locales, telles que tentatives d'avortement, excès de coït, traumatismes. Les lésions prédominent sur le col, mais existent aussi au niveau du corps. Les troubles fonctionnels sont tous ceux que l'on a vus précédemment. Ce qui domine avec la leucorrhée, ce sont les troubles nerveux réflexes (dyspepsie, nervosisme, palpitations).

Forme hémorrhagique. — Cette forme s'observe à tous les âges : chez les filles vierges, au moment de la puberté ; chez les adultes, surtout dans la métrite qui succède aux tentatives d'avortement ; chez la vieille femme enfin, au moment de la ménopause. — L'hémorrhagie est exagérée au moment des règles (ménorrhagie) ou en dehors d'elles (métrorrhagies). Son abondance est variable ; elle peut être telle qu'elle amène les femmes à un degré d'anémie très avancé et quelquefois inquiétant pour la vie. Il existe ou non des coliques utérines.

Quand la métrite hémorrhagique ou la métrite catarrhale existent depuis longtemps, apparaissent des modifications profondes de la muqueuse du corps quelquefois et surtout du col. Elles consistent en une prolifération exubérante du tissu glandulaire et interstitiel arrivant à former soit des polypes muqueux, soit une hypertrophie folliculaire.

Les *polypes muqueux*, développés sur la muqueuse du corps ou plus souvent du col, ont tous les caractères macroscopiques de ceux des fosses nasales : ce sont des corps rosés, mous, sessiles ou pédiculés, du volume d'une noisette.

L'*hypertrophie folliculaire* se produit aux dépens des glandes : le col s'allonge et grossit, il est inégal, raboteux, irrégulier et peut même faire issue à travers la vulve.

Forme douloureuse chronique. — Elle s'installe en général lentement et se caractérise essentiellement par des douleurs persistantes et d'intensité croissante; finalement elles sont telles que la malade est condamnée au repos absolu.

Une autre forme est la *dysménorrhée membraneuse*, caractérisée par l'expulsion douloureuse, au moment des règles, de tout ou partie de la muqueuse utérine qui présente les lésions de la métrite interstitielle; le sac membraneux est plus ou moins complet. Elle reconnaît comme étiologie un avortement ou un accouchement antérieur. On ne pourra la différencier d'un avortement que par la recherche des villosités amnio-choriales.

Pronostic. — La métrite est une affection sérieuse, à la fois, par les troubles graves qu'elle provoque, par sa ténacité et par la difficulté de la guérison. Il est, en effet, très difficile, sinon impossible, de guérir les formes chroniques, dans lesquelles tous les tissus utérins sont envahis et malades.

En outre, il paraît bien établi que l'irritation chronique de la muqueuse peut jouer un rôle sérieux de prédisposition vis-à-vis du cancer, soit du corps, soit du col. En effet, la métrite muqueuse glandulaire aboutit facilement à l'adénome; que celui-ci dépasse les limites des culs-de-sac et le cancer est constitué.

Diagnostic. — La *grossesse* peut être simulée par la métrite, à cause de l'hypertrophie utérine, des troubles digestifs, de l'aménorrhée; mais les signes d'exploration sont différents; enfin il faudra avoir toujours à l'esprit ce précepte crucial de la gynécologie : savoir attendre.

Le *cancer du col* donne un écoulement séreux, très odorant et non visqueux; le col est dur, la muqueuse adhérente à la profondeur; les ulcérations sont entourées d'une zone indurée avec végétations en chou-fleur. L'examen microscopique lèvera les doutes.

Le *cancer du corps* survient chez une femme âgée, l'écoulement est aqueux et odorant ; les parcelles de muqueuse enlevées par le curettage sont abondantes et peuvent être examinées utilement au microscope.

Un *avortement précoce* se différenciera de la métrite hémorrhagique par l'étude des antécédents et les commémoratifs : l'examen des caillots sera indispensable.

Les *corps fibreux intra-utérins* donnent lieu aux signes de la métrite hémorrhagique : la dilatation du col, le toucher intra-utérin les feront connaître.

La *salpingite* sera toujours cherchée par l'examen des culs-de-sac, en s'aidant du chloroforme, si cela est nécessaire.

La cystite, la rectite, la sphinctéralgie seront rapportées à leur cause.

De même, on ne se laissera pas tromper, quand, les troubles utérins étant obscurs, ce sont les troubles utérins réflexes qui prédominent. En principe, chez toute femme qui souffre d'une maladie chronique, il faut examiner l'appareil génital.

Traitement des métrites. — *Traitement prophylactique.* — Il a trait surtout à l'infection post-partum.

On pratiquera une antiseptie rigoureuse au cours de l'accouchement. En cas de rétention de membranes, deux partis sont en présence : les uns interviennent immédiatement par la curette et les injections intra-utérines ; les autres veillent à l'aseptie, attendant le rejet spontané des membranes et n'interviennent que si la température s'élève, indiquant une infection à son début.

Traitement curateur. — Il doit être général et local.

Traitement général. — On immobilisera le ventre par une ceinture ventrière.

On prescrira des laxatifs légers.

Les toniques et l'hydrothérapie constituent de très utiles auxiliaires.

Traitement local et spécial à chaque forme.

Dans la *métrite aiguë :* repos au lit, purgatifs légers et répétés. Bains de siège avec un spéculum permettant au col de baigner dans le liquide. Lavements laudanisés et suppositoires opiacés contre les douleurs. Injections vaginales très chaudes, très abondantes et prolongées : on mettra la malade sur le bord du lit, les jambes soutenues par deux aides; on fera couler lentement au moins trois litres d'eau à 45°.

On répétera ces injections deux fois par jour et on mettra ensuite sur le col un tampon glycériné : la glycérine est avide d'eau et soutire du liquide au col, ce qui constitue une véritable saignée blanche.

Si l'état aigu persiste, on fera des scarifications sur le col, soit avec un bistouri ordinaire, soit avec des scarificateurs spéciaux : une irrigation chaude favorisera l'issue du sang.

Contre la *métrite exfoliatrice,* on emploiera le curettage, suivi d'injections intra-utérines iodées.

Si l'on a à lutter contre une *métrite blennorrhagique aiguë,* on s'adressera en premier lieu à la vaginite ; puis on traitera la muqueuse utérine par l'injection d'une solution faible de nitrate d'argent. Le chlorure de zinc au centième donne de bons résultats ; de même les larges irrigations intra-utérines avec du permanganate à 1 pour 2000, en se servant de la sonde à double courant.

La *métrite catarrhale* exige un traitement général et un traitement local. Le premier est essentiellement dirigé contre la chloro-anémie. La médication intra-utérine est très variée dans ses procédés.

Les irrigations utérines sont de grands lavages avec des solutions faiblement antiseptiques, lesquelles abstergent l'utérus : on se sert en général de la sonde à double courant, introduite après dilatation du col.

Le drainage de l'utérus, soit par un gros drain de caoutchouc, soit par des mèches de verre effilé qui agissent par capillarité, a trouvé une faveur médiocre. Il en est de même du tamponnement à la gaze iodoformée, lequel est beaucoup plus efficace, comme hémostatique.

L'écouvillonage de la cavité utérine peut se pratiquer, soit avec un écouvillon analogue à ceux qui servent à nettoyer les bouteilles, soit avec un tampon de coton monté sur la tige d'un hystéromètre ; on peut les charger, l'un et l'autre, de liquides médicamenteux.

La cautérisation intra-utérine par des caustiques solides laissés en place est trop aveugle et peut provoquer des accidents, dus à l'oblitération de l'orifice des trompes ou de l'ouverture du col.

Parmi les caustiques liquides, une solution au 10e de chlorure de zinc est d'un emploi plus facile et moins dangereux. Ces derniers présentent un inconvénient sérieux, qui est la possibilité de leur passage, à travers les trompes, dans la grande cavité péritonéale. On évitera cet accident en veillant à ne pas pousser le liquide avec trop de force et en n'employant qu'une tige fine, qui passe dans le col sans frottement. Les seringues de Braun et de Collin sont faites pour cet usage.

Les liquides injectés sont, le plus communément, la teinture d'iode et la glycérine créosotée.

Le curettage de l'utérus a été inventé par Récamier et, après un long discrédit, est revenu en faveur.

Les curettes employées doivent être mousses, pour diminuer les chances de perforation de l'utérus. On commence par une injection vaginale antiseptique, puis la femme est mise dans le décubitus dorsal, les cuisses relevées ; à l'aide d'un spéculum, on saisit, par une pince à griffes, la lèvre postérieure du col que l'on attire en bas ; la cavité du col est dilatée par le passage de la série des bougies d'Hégar et on pratique le curettage jusqu'à ce qu'on sente crier le muscle utérin sous l'instrument. Puis on lave, avec la sonde à double courant et une solution d'acide phénique à 1 pour 100. On cautérise avec un tampon imbibé de teinture d'iode, de chlorure de zinc ou de perchlorure de fer ; on lave encore pour enlever l'excès de caustique, et, les jours suivants, la malade est tenue au repos avec des injections vaginales fréquentes. Le curettage enlève les fongosités et la partie malade de la muqueuse ; ce qui reste, ce sont les culs-de-sac glandulaires, qui s'insinuent entre les faisceaux musculaires et c'est à leurs dépens que se reforme la muqueuse : aussi la stérilité n'est-elle pas à craindre, comme on l'a longtemps prétendu. On risque de perforer l'utérus, quand il est friable, à la suite de l'avortement par exemple, mais si l'opération est pratiquée aseptiquement, les conséquences peuvent n'en pas être graves. L'hémorrhagie s'arrête facilement.

La *métrite hémorrhagique* peut nécessiter un traitement d'urgence dirigé contre les métrorrhagies : on les combattra efficacement par le repos horizontal, par les injections vaginales très chaudes et très prolongées, par le tamponnement vaginal ; l'ergot de seigle, l'injection intra-utérine de perchlorure de fer donnent peu de résultats. Le meilleur moyen, qui est aussi un excellent remède curatif, c'est le curettage, suivi d'une injection de perchlorure de fer. Dans les cas rebelles, on a été réduit à pratiquer la castration ovarienne et l'hystérectomie vaginale.

Dans tous les cas, il faut combiner à ces divers traitements celui de la métrite cervicale. L'amputation du col et de sa muqueuse est pratiquée dans ce but. La méthode à deux lambeaux, enlève un fragment conique à sommet supérieur.

L'opération de Schröder s'applique surtout à la métrite catarrhale avec ulcération, productions folliculaires et œufs de Naboth : la muqueuse seule est excisée.

L'opération d'Emmet est surtout indiquée dans les cas de déchirure ou de col induré, cicatriciel et douloureux.

8. — CORPS FIBREUX DE L'UTÉRUS

DÉFINITION. — Ces tumeurs sont connues encore sous le nom de *fibromes*, *tumeurs fibreuses*, *fibromyomes*, *myomes*, *hystéromes* (Broca).

Ce sont des tumeurs bénignes, c'est-à-dire sans tendance à se reproduire après l'ablation totale, ou à infecter l'organisme par voie sanguine où lymphatique. Mais leur localisation explique la gravité des accidents, que certains d'entre eux peuvent provoquer et qui conduisent à la mort.

ANATOMIE PATHOLOGIQUE. — *Etude microscopique.* — Ces productions sont composées à la fois de *fibres de tissu conjonctif* et de *fibres-cellules lisses*, analogues aux fibres musculaires de l'utérus. Les rapports et les proportions relatives de ces deux sortes d'éléments sont variables. Selon que le tissu conjonctif ou le tissu musculaire domine, on a un fibrome, un myome.

Connexion avec le tissu utérin. — Ces tumeurs semblent greffées sur l'utérus ; elles sont entourées d'une couche de tissu cellulaire lâche, d'une sorte de bourse séreuse qui permet de les énucléer et à laquelle aboutissent les vaisseaux et les nerfs. Cependant le fibrome peut être réuni par du tissu dense au tissu utérin proprement dit. Les vaisseaux établissent encore un nouveau trait d'union entre eux ; ils sont généralement peu volumineux, mais ils peuvent se dilater et acquérir de très grosses dimensions : cela est vrai surtout pour les vessies. Quand le fibrome se creuse de larges cavités, remplies de sang, il mérite le nom de *myome hématode* ou *télangiectasique.*

Etude macroscopique. — La fréquence des corps fibreux est très grande, et, d'après Bayle, un cinquième des femmes en seraient atteintes, après 35 ans.

Leur forme est des plus irrégulières : tantôt arrondis quand ils se développent à la surface de l'utérus, ils deviennent polyédriques par compression du tissu utérin ; ils prennent la forme en bissac quand le col utérin les étrangle. Leur surface est lisse et régulière, ou irrégulière et mamelonnée, comme formée par la juxtaposition de plusieurs fibromes.

Leur volume est très variable et va de celui d'une noisette à celui d'une tête d'adulte et au-delà ; ils pèsent de quelques grammes jusqu'à 40 kilogs.

Le nombre en est variable; rarement ils sont uniques, et quelquefois l'utérus en est comme criblé.

Ils ont une consistance dure et élastique; leur tissu blanchâtre, homogène, crie à la coupe et semble formé de fibres disposées en tous sens.

Ils occupent, comme siège, tantôt le corps, tantôt le col, tantôt les deux à la fois.

Le corps est plus souvent atteint que le col. La situation de la tumeur est variable par rapport aux différentes tuniques de l'utérus. Les *fibromes interstitiels* sont dans l'épaisseur même de la couche musculaire qui est augmentée d'épaisseur; les *corps sous-muqueux* sont recouverts en grande partie par la muqueuse; les *corps fibreux pédiculés* ou *polypes fibreux* sont complètement entourés de muqueuse et ils sont reliés au tissu utérin par un pédicule formé de fibres et de vaisseaux, et entouré par un manchon muqueux. Ces corps sous-muqueux s'énucléent progressivement, arrivent à l'état de polypes et, le pédicule se rompant, peuvent être expulsés au-dehors. Les *fibromes sous-péritonéaux* sont recouverts en plus ou moins grande partie par la séreuse et ils sont attachés au tissu utérin par une large base ou par un pédicule.

Les fibromes du col se rencontrent, soit dans sa portion sus-vaginale, soit sur le museau de tanche. Les derniers donnent au museau de tanche une forme cylindrique et allongée; quand ils sont internes et sous-muqueux, ils tendent à se pédiculiser.

Dans la portion sus-vaginale, ils ont une grande tendance à s'insinuer entre les deux feuillets du ligament large, jusque dans le méso-colon ilio-pelvien et donnent lieu à des troubles graves de compression; c'est à ceux-là que répond le mieux le titre de fibromes pelviens.

Altérations et dégénérescences des fibromyomes. — Ils peuvent présenter une *induration* et une atrophie considérables, surtout après la ménopause et c'est là un des modes de guérison normale de la tumeur, que l'on trouve à l'autopsie des vieilles femmes.

La *calcification* consiste dans un dépôt irrégulier de matières calcaires dans la trame du fibrome, en commençant par le centre, qui est moins vasculaire : ce n'est pas une ossification. Ainsi sont constituées les pierres utérines, quelquefois très dures et très volumineuses.

Le *ramollissement* est imputable à plusieurs causes, mais surtout à la grossesse, dans le cours de laquelle il s'observe de préférence.

La *dégénérescence graisseuse* est invoquée dans les cas où le fibrome régresse et disparaît en totalité après l'accouchement : mais elle a rarement été constatée par le microscope.

L'*œdème* est, au contraire, plus fréquent. Il consiste dans l'infiltration séreuse des travées fibromusculaires de la tumeur. Ainsi s'explique, par agrandissement et confluence de ces travées la production de *tumeurs kystiques* qui peuvent atteindre des dimensions très considérables. Il ne faut pas les confondre avec les *pseudo-kystes* qui résultent de la désagrégation du centre de la tumeur par suite d'une nutrition insuffisante et par le mécanisme de la nécrose aseptique.

En somme, les tumeurs fibro-kystiques peuvent se constituer de 3 façons : 1° par dilatation des lymphatiques; 2° par infiltration œdémateuse; 3° par production de lacunes ou géodes (Cruveilhier), dues à la désintégration du myome.

L'intervention des agents microbiens donne lieu à l'*inflammation*, à la *suppuration*, à la *gangrène* des fibromes. L'infection se fait au niveau de la bourse séreuse qui entoure la tumeur et elle est provoquée par une intervention chirurgicale, par une exploration septique, par l'éraillure de la muqueuse.

Les causes favorisantes sont la compression des vaisseaux ou la torsion du pédicule, qui produit le même résultat. Les parties suppurées peuvent s'éliminer spontanément ou provoquer des adhérences et des fistules, s'ouvrant dans les organes voisins, ou donner lieu à une péritonite.

Le fibrome ne peut dégénérer en épithéliome, puisque les deux tissus sont dissemblables, mais il peut y avoir *transformation sarcomateuse*. Enfin l'*épithéliome* du col ou du corps est loin d'être rare au niveau d'un utérus fibromateux, soit qu'il y ait une action irritante locale, soit qu'il y ait affaiblissement de la résistance locale et générale.

Lésions voisines et à distance. — La *métrite* accompagne toujours le fibrome pédiculé ou sous-muqueux; mais non le fibrome sous-péritonéal.

La *salpingite* s'explique par propagation de l'inflammation venant de l'utérus.

Le *foie* est graisseux, état qui explique souvent l'insuccès des opérations.

Le *rein* est atteint de néphrite interstitielle, analogue à celle qu'on obtient par oblitération chronique et aseptique des uretères.

Le *cœur* présente des lésions qui sont dues, soit à la néphrite, soit à la compression des vaisseaux par la tumeur abdominale : elles consistent en de l'hypertrophie du cœur gauche, la dilatation des cavités gauches ou droites, surtout l'*altération graisseuse* et l'*atrophie brune du myocarde*.

Symptômes. — La symptomatologie des fibromes est très complexe et varie avec chaque cas.

Ces symptômes sont de deux ordres : les uns sont des symptômes rationnels, reproduisent le *syndrôme* utérin, et sont communs à la plupart des fibromes; les autres appartiennent plus directement à la tumeur fibreuse et donnent à la maladie un type clinique très spécial.

I. — Les *signes rationnels ou communs* sont les écoulements et les douleurs.

Les *écoulements* sont de trois sortes : hémorrhagiques, leucorrhéiques, hydrorrhéiques.

Les *hémorrhagies* sont un phénomène presque constant, au cours de l'évolution des fibromes et souvent le symptôme le plus important. Elles sont liées à la métrite interstitielle, qui existe toujours avec le corps fibreux : les hémorrhagies, comme la métrite, sont d'autant plus accentuées que la tumeur est plus près de la cavité utérine.

Les troubles vasculaires dus à la présence de la tumeur favorisent aussi ces hémorrhagies.

Elles se présentent sous deux formes selon l'époque à laquelle elles apparaissent : les *ménorrhagies* se caractérisent par l'augmentation de fréquence, de durée et d'abondance des règles; les *métrorrha-*

gies surviennent dans l'intervalle des règles. Quand ces deux états se confondent, la malade est toujours dans le sang. Les hémorrhagies affaiblissent énormément les malades, mais les cas de mort, provenant par leur seul fait, s'observent très rarement.

La *leucorrhée* n'est pas aussi constante, mais elle est fréquente et due, elle aussi, à la métrite.

L'*hydrorrhée* consiste dans un écoulement brusque et abondant de liquide séreux, clair, albumineux, se faisant à des intervalles plus ou moins éloignés. Son intermittence, jointe à l'absence d'odeur, la différencie de l'écoulement du cancer. On a voulu expliquer l'hydrorrhée par la rupture, dans l'utérus, de la poche d'un cysto-fibrome.

Les *douleurs* sont dues à des causes diverses et se présentent avec des caractères variables.

Provoquées par la métrite, elles consistent dans une sensation pénible de pesanteur, de tiraillement lombaire, dans des névralgies réflexes, lombo-abdominales, sciatiques ou intercostales; dues aux contractions utérines, elles ont le caractère des douleurs expultrices, s'observent surtout au moment des règles, sont souvent violentes et coïncident parfois avec l'expulsion complète ou incomplète d'un polype fibreux.

Enfin, la compression des nerfs donne lieu à des douleurs violentes dans le domaine des nerfs pelviens, sciatique, crural, obturateur.

II. — Les *symptômes propres* à chaque variété de tumeur se modifient, selon le siège du fibrome par rapport à l'utérus, d'après sa situation dans le ventre et, enfin, suivant la façon dont il retentit sur les autres viscères.

1° *Symptômes tenant au siège du fibrome.* —

Les *fibromes sous-muqueux* ont la symptomatologie la plus riche : ils provoquent constamment des hémorrhagies, qui sont abondantes et peuvent devenir inquiétantes ; les douleurs sont dues aux contractions utérines, qui ont pour but d'énucléer le corps fibreux d'abord, de l'éliminer, comme polype, ensuite. Elles offrent le caractère de *coliques utérines* et de *douleurs expultrices*.

Le *polype fibreux*, quand il est pédiculé, sous l'effort de ces contractions, dilate le col et se montre à l'extérieur. Il peut rentrer dans la cavité utérine, après la cessation des contractions, ou bien il reste dans le canal cervical ; si le pédicule est court, il peut provoquer une inversion ; si la muqueuse, qui recouvre le polype, vient à s'ulcérer, on peut voir ses adhérences s'établir entre ce polype et les parois vaginales. Enfin, la compression du pédicule et l'intervention des microbes pathogènes peuvent déterminer la gangrène du polype.

L'écoulement devient fétide, la malade présente tous les signes de la septicémie chronique et on peut croire à l'évolution d'un cancer du col utérin.

Mais le polype peut s'éliminer et cela de deux façons : soit par étirement progressif et finalement rupture du pédicule, laquelle rend le polype libre et permet son expulsion par une colique utérine : il faut savoir que ces contractions sont plus violentes au moment des règles ; soit par rupture de la capsule, qui entoure un fibrome sessile et par énucléation de ce fibrome. C'est en général après l'accouchement qu'on observe cette dernière terminaison, il s'ensuit une hémorrhagie abondante, mais jamais mortelle.

Les *fibromes interstitiels* donnent lieu à peu de

troubles, quand ils sont peu volumineux ; mais, du fait de leur évolution, ils tendent à devenir sous-muqueux ou sous-péritonéaux : dans le premier cas, ils provoquent les troubles qu'on vient de voir : dans le second cas, ils provoquent les mêmes symptômes que la variété suivante.

Les *fibromes sous-péritonéaux* déterminent des troubles, surtout quand ils sont pédiculés. Par leur mobilité en tous sens, ils irritent le péritoine, donnent lieu à des poussées plus ou moins aiguës de péritonite, à des douleurs. à de l'ascite : le pédicule peut lui-même se rompre. Cette rupture est souvent précédée d'adhérences que le fibrome contracte avec les parties voisines : intestin, parois abdominales, etc. Cela lui permet de continuer à vivre.

Si ces adhérences n'existent pas, le fibrome constitue un corps étranger aseptique dont l'évolution ultérieure est variable. Enfin, le pédicule peut se tordre, la circulation en retour est gênée dans la tumeur qui grossit, se tend, devient douloureuse.

2° *Symptômes tenant à la situation du fibrome dans le ventre.* — Cette distinction est importante, car tandis qu'un fibrome *enclavé* dans le petit bassin, *un fibrome pelvien*, provoque des troubles graves, celui qui se développe, s'élève dans la grande cavité péritonéale, le *fibrome abdominal* ne présente qu'une symptomalogie très obscure.

Le *fibrome pelvien enclavé* produit surtout des troubles de compression, même avec un volume relativement peu considérable, et à cause de la rigidité des parois pelviennes. Cette compression s'exerce sur tous les organes que contient le petit bassin, vaisseaux, nerfs, viscères.

Cet enclavement de la tumeur peut tenir à diverses

causes : à son développement rapide ; à la formation d'adhérences entre la tumeur et les parois voisines ; au siège du fibrome dans les ligaments larges surtout.

La compression nerveuse porte de préférence sur le sciatique : il en résulte des douleurs névralgiques, constantes et paroxystiques, souvent bilatérales et résistant à tout traitement médical. Les troubles paralytiques vrais ne s'observent pas, mais on peut observer une parésie plus ou moins accentuée. La compression de l'obturateur provoque des douleurs persistantes, localisées à la face interne de la cuisse.

La compression des vaisseaux n'agit que sur la circulation veineuse : il en résulte de l'œdème des membres inférieurs, la production rapide de varices, l'apparition d'hémorrhoïdes.

La compression des viscères s'exerce sur le rectum, la vessie et les uretères.

La compression du rectum, quand elle est légère, amène de la constipation opiniâtre, des épreintes, de fausses envies. Quand elle s'exagère, on voit apparaître des hémorrhoïdes et tous les troubles que provoque la *stercorémie* : en effet, la résorption des matières excrémentitielles, qui accompagne la constipation, produit une véritable intoxication par les ptomaïnes et les leucomaïnes qui s'élaborent dans l'intestin. L'occlusion peut devenir complète et la mort survient, avec tout le tableau clinique de l'étranglement interne.

La compression de la vessie est due souvent à de petits fibromes développés sur la face antérieure de l'utérus. Ils provoquent d'abord de l'irritation vésicale, de la pollakiurie, surtout au moment des règles, quand le fibrome grossit, du fait de la congestion menstruelle. Mais la compression peut s'exercer plus sérieusement sur le col vésical, produire la rétention complète et nécessiter un sondage.

S'il est pratiqué de façon septique, la cystite éclate, favorisée par l'irritation que cause le fibrome. La vessie se distend et l'incontinence apparaît avec miction par regorgement. Cette distension de la vessie a pu faire croire à un kyste de l'ovaire. Mais ce qui fait la gravité de cet état, c'est son retentissement sur le système urinaire supérieur, la dilatation des uretères, la congestion des reins.

La *compression des uretères* porte obstacle au cours de l'urine, provoque la stagnation de l'urine au-dessus de la sténose, la dilatation de l'uretère et du bassinet. L'hydronéphrose est rare, car l'obstacle à l'excrétion de l'urine est rarement absolu, mais les lésions de la néphrite interstitielle chronique se développent lentement : ainsi s'expliquent les accidents urémiques qui emportent souvent les malades, surtout à la suite d'une opération, par l'inhalation des anesthésiques et la gravité du traumatisme.

La mort peut enfin survenir autrement : par pyonéphrose ou phlegmon périnéphrétique, l'infection ayant suivi une marche ascendante, de la vessie au rein, portée par un sondage septique et trouvant dans le rein altéré, au niveau du bassinet dilaté, d'excellentes conditions pour se développer.

Cette compression des viscères peut être telle qu'ils sont ulcérés par la tumeur, surtout quand elle a subi la dégénérescence calcaire : ainsi s'explique l'observation de pierres utérines se faisant jour dans le rectum, dans la vessie ou au niveau de la paroi abdominale.

3° *Symptômes liés au retentissement du fibrome*

sur les trois viscères suivants : cœur, foie, reins. — Les troubles cardiaques ont, comme les lésions du cœur elles-mêmes, une pathogénie très complexe. Ces lésions peuvent être attribuées à la compression des gros vaisseaux du bassin et de la fosse iliaque, compression qui a pour effet d'élever la tension artérielle et d'exiger, par conséquent, un effort plus grand de la part du cœur ; la sclérose rénale agit de la même façon. Enfin, les fibromes, comme toutes les grosses tumeurs abdominales, agissent par voie réflexe sur les vaisseaux pulmonaires, dont ils provoquent la vaso-constriction et demandent ainsi un travail plus considérable au cœur droit.

Au point de vue anatomo-pathologique, on peut trouver chez une femme jeune et saine l'hypertrophie des ventricules ; la dilatation peut s'observer primitivement ou secondairement à cette hypertrophie, soit au niveau du cœur droit, soit au niveau du cœur gauche... On observe également la dégénérescence graisseuse ou l'atrophie brune du myocarde.

Ces lésions se manifestent par des troubles variés : palpitations, essoufflement, douleurs précordiales. Le terme final est l'asystolie, dans laquelle les malades succombent souvent.

Au niveau du *foie*, on trouve, en général, de la dégénérescence graisseuse et les signes d'insuffisance hépatique.

Le *rein* est atteint souvent de sclérose, consécutive à la compression lente et aseptique des uretères ; si la vessie s'infecte, on observe la pyonéphrose et le phlegmon périnéphrétique. Dans le cas de sclérose, on voit apparaître les signes de l'urémie ; dans sa forme chronique, on assiste en général à l'apparition de vomissements incoercibles ou de diarrhée tenace : la céphalée est presque constante. Par moments surviennent des accidents aigus, respiratoires, nerveux, qui expriment une toxicité plus grande du sang, liée à l'insuffisance de la perméabilité du rein.

Marche. — Les fibromes apparaissent en général pendant la période active de la vie génitale de la femme, de vingt-cinq à trente-cinq ans. Ils peuvent cependant débuter plus tôt ou à un âge encore plus avancé.

Leur évolution est en général lente, mais progressivement croissante; quelquefois, on assiste à une évolution plus rapide, surtout chez les femmes jeunes et dans les cas de fibromes mous. Ces fibromes à marche galopante peuvent amener la mort par cachexie ou hémorragie.

Ils peuvent disparaître spontanément, et cela de plusieurs façons : quelquefois, ils se résorbent, mais cela s'observe exceptionnellement en dehors de la grossesse et de la ménopause.

Leur expulsion mécanique est plus fréquente, surtout dans le cas de fibromes sous-muqueux : ils arrivent à s'énucléer peu à peu, ils font saillie dans la cavité utérine; les contractions du muscle utérin les poussent vers le col qui se dilate, et, si le pédicule, qui les retient et qui progressivement s'amincit vient à se rompre, le polype fibreux est éliminé. On sait que cette élimination n'est pas toujours chose facile : le polype rentre dans l'utérus, dans l'intervalle des contractions; il peut se sphacéler et produire des accidents d'infection, ou bien adhérer aux parois vaginales.

Cette élimination s'observe encore après suppuration de la bourse séreuse qui entoure le fibrome :

cette suppuration survient à la suite d'un examen septique de la cavité utérine, ou bien spontanément, au cours d'une métrite, par exemple, surtout d'une métrite puerpérale.

La grossesse produit un accroissement considérable du fibrome, pendant tout le cours de la gestation; après l'accouchement, il y a régression de la tumeur, qui revient à son volume primitif ou bien diminue même, et peut quelquefois disparaître complètement.

Quant à l'influence que peut avoir le fibrome sur la grossesse, elle est variable. Il est souvent une cause d'avortement ou d'accouchement prématuré. Il peut par son volume être une cause de dystocie; cependant, s'il augmente de volume, il se ramollit et apporte moins d'obstacles à l'accouchement qu'on ne serait tenté de le croire. Il peut provoquer une insertion vicieuse du placenta, amener une présentation vicieuse du fœtus. Après la délivrance, il provoque des hémorragies dont le mécanisme est double : tantôt, elles tiennent à l'insertion prævia du placenta, tantôt à l'obstacle qu'apporte la tumeur au retrait de l'utérus.

La ménopause agit de deux façons : le plus souvent, les hémorragies symptômatiques du fibrome s'arrêtent et le fibrome régresse très nettement, diminue de volume et durcit, plus rarement disparaît en totalité; quelquefois, au contraire, le fibrome continue d'évoluer, les hémorragies persistent et la ménopause n'amène aucune modification au niveau de la tumeur.

Complications. — A chaque moment de son évolution, un fibrome peut être une source de complications.

Les complications locales nous sont connues : ce sont la suppuration et la gangrène.

Parmi les complications à distance, il faut citer la phlébite des veines du membre inférieur, généralement double : l'infection des sinus veineux de l'utérus se fait au niveau de la tumeur enflammée, et s'étend ensuite, par les vaisseaux du petit bassin, aux veines du membre inférieur.

Au nombre des complications générales, il faut citer la pyohémie, qui est la plus redoutable et qui succède, soit à la phlébite, soit à la gangrène du fibrome.

Signes physiques. — *L'inspection* ne révèle une modification de la forme et du volume du ventre que dans les cas de grosse tumeur à évolution abdominale. Dans ce cas, il y a quelquefois élargissement de la ligne blanche et production d'une véritable éventration. En outre, l'apparition d'une hernie ombilicale ou inguinale peut être sous la dépendance plus ou moins directe de la tumeur.

La *palpation* donne des sensations variables suivant la nature histologique du fibrome. Le fibrome normal est dur, charnu, absolument insensible; le fibrome calcifié donne la sensation d'une pierre; le fibrome mou ou œdémateux donne une sensation appréciable de mollesse, le doigt s'enfonce à son niveau; le cysto-fibrome est rénittent ou fluctuant, comme un kyste de l'ovaire.

La *percussion* révèle de la matité au niveau de la tumeur : ses contours sont nettement arrondis ou bien irréguliers, comme ceux du fibrome lui-même. Tout autour existe une zone de sonorité qui descend jusque dans les flancs; à ce niveau, elle disparaît, s'il y a de l'ascite. En cas de fibrome pur, les mouvements de la malade ne font pas changer la figure de la matité; il en est autrement s'il coexiste de l'ascite.

L'*auscultation*, au niveau de la tumeur, révèle des souffles dus à la compression des vaisseaux iliaques, en cas de grosse tumeur.

Il ne faudra pas négliger l'auscultation du cœur, qui révèle les lésions souvent graves de cet organe, indique ou contre-indique l'intervention opératoire et est un facteur très important du pronostic.

Le *toucher vaginal, combiné à la palpation*, permet seul de révéler une tumeur purement pelvienne.

Dans le cas de tumeur abdominale, on se rendra compte que la tumeur est mobilisable; que le col la suit, s'élève ou s'abaisse avec elle, se porte, dans le bassin, en sens contraire du pôle supérieur de la tumeur; que les mouvements imprimés à la tumeur abdominale se transmettent au doigt vaginal.

Le *cathétérisme* révèle toujours un *agrandissement de la cavité utérine*, et c'est là un des signes les plus fixes, les plus constants, donc un des plus importants, qui s'observe aussi bien dans les gros que dans les petits fibromes. Il y a, à la fois, allongement et élargissement de la cavité.

Le *toucher rectal* peut être utile dans quelques cas.

Diagnostic. — Il faut distinguer, au point de vue clinique, trois grandes classes, dans la série des corps fibreux; les uns se caractérisent par des signes fonctionnels nombreux, mais la tumeur est peu appréciable par les divers procédés d'examen : c'est le fibrome à type métritique; dans les deux autres classes, les signes fonctionnels sont nets, mais la tumeur est plus apparente et évolue, soit dans la cavité pelvienne, soit vers la cavité abdominale.

Nous distinguerons donc trois sortes de fibromes :

1° Fibrome, type métritique ;

2° Fibrome, type de tumeur pelvienne ;

3° Fibrome, type de tumeur abdominale.

1° *Type métritique.* — Dans cette forme, la tumeur est si petite qu'on la perçoit difficilement ou même pas du tout. Les métrorragies persistantes sont alors le symptôme capital. Le problème revient à les rapporter au fibrome latent et à éliminer les autres causes que l'on verra plus loin. Ces causes sont de source génitale ou extragénitale.

Parmi les causes de source génitale, il faut faire entrer l'avortement embryonnaire et la métrite hémorragique. L'avortement se reconnaît par les commémoratifs, par la marche spéciale de l'affection, par l'étude des produits expulsés ou des parcelles recueillies par la curette. La métrite hémorragique ne s'accompagne pas d'allongement de la cavité utérine.

Les hémorragies de cause extragénitale seront passées en revue plus loin.

2° *Type à évolution pelvienne.* — Le fibrome évolue sur le col ou sur le corps. Le fibrome du museau de tanche forme une tumeur petite, dure, dépendant d'une des lèvres du col. Elle est lisse, élastique, non ulcérée ; la muqueuse glisse librement sur elle et ne lui est pas adhérente. L'épithélioma s'en distingue, avant la période d'ulcération, en ce que les hémorragies sont beaucoup moins abondantes : l'induration n'est pas nette et bien limitée, mais diffuse ; la muqueuse adhère à la profondeur ; il n'y a pas d'allongement de la cavité utérine.

L'hypertrophie du col forme une tumeur régulière, percée d'un orifice à son sommet et juste en son milieu, se continuant avec le corps utérin sans ligne de démarcation et donnant lieu à des hémorragies minimes.

Le fibrome du col proprement dit, celui qui fait saillie par l'orifice du col dilaté, se caractérise par la présence d'une tumeur dure, élastique, circonscrite par un bourrelet dont un sillon la sépare : le bourrelet est formé par le col utérin.

Un polype muqueux a des dimensions restreintes, on peut suivre son implantation sur le col, tandis que le polype fibreux s'attache souvent plus profondément sur le corps ; enfin, sa consistance est molle.

Le polype fibrineux renferme des débris de placenta que l'examen macroscopique ou le microscope peuvent révéler; les antécédents sont ceux d'une grossesse interrompue avant terme; le polype est mou, rougeâtre et non grisâtre; il n'est pas dur, comme l'est le fibro-myome.

L'inversion utérine se reconnaît par l'absence de l'utérus à sa place normale, par l'impossibilité de pratiquer le cathétérisme, par la notion des causes qui ont provoqué l'inversion : accouchement, manœuvres opératoires ; le polype peut, lui-même, être une cause d'inversion.

Quand le polype est nécrosé, les caractères physiques de la tumeur changent : la surface est irrégulière, tomenteuse, saignant au moindre contact, mais elle est toujours entourée par le bourrelet du col.

Le cancer ulcéré du col ne présente pas ce bourrelet, ni la rigole circulaire : les débris que le doigt entraîne sont plus gros. L'utérus inversé et nécrosé présente les mêmes signes que ci-dessus. Dans le cancer, à cette période, les culs-de-sac vaginaux sont envahis, infiltrés, indurés, non dans le cas de fibrome.

Le fibrome du corps peut provoquer une hypertrophie en masse de l'utérus ou se développer surtout au niveau d'une de ses faces ou de ses bords. Dans chacun de ces cas, les signes physiques sont différents.

L'hypertrophie en masse produit l'utérus géant.

Le corps est dur, le cathétérisme révèle l'allongement. Cet état diffère de la grossesse où apparaissent les signes sympathiques propres ; mais on ne peut se baser sur eux, car ils peuvent apparaître au cours de l'évolution du fibrome.

Le corps gravide est mou ou rénittent. En cas de doute, on s'abstiendra d'user de l'hystéromètre et on saura attendre.

Le cancer du corps utérin simule le fibrome et donne lieu à l'hypertrophie du corps et aux hémorragies ; mais il survient à un âge avancé, donne lieu à un écoulement sanieux, provoque des douleurs locales et irradiées paroxystiques. L'atteinte de l'état général est plus grave.

Quand le fibrome se développe aux dépens de la face antérieure du corps utérin, il fait saillie dans le cul-de-sac antérieur et peut alors être pris pour l'utérus en antéflexion ; mais ce dernier état se reconnaît à l'angle de flexion du corps sur le col, à l'absence du corps à sa place normale, à la possibilité de redresser l'utérus et de faire disparaître ainsi la tumeur qui proémine dans le cul-de-sac antérieur.

Le corps fibreux de la face postérieure de l'utérus est senti par le toucher dans le cul-de-sac postérieur. Il donne lieu à des troubles rectaux : ténesme, envies fréquentes, rectite glaireuse. On peut le confondre avec une rétroversion ; mais celle-ci provoque des douleurs violentes au moment des règles, surtout dans la position couchée. L'utérus peut être redressé et la direction de la cavité utérine est coudée ; le fond de l'utérus fait défaut à sa place normale.

L'hématocèle rétro-utérine, à une époque tardive, fait également, dans le cul-de-sac postérieur, une saillie, dont la consistance est analogue à celle du fibrome ; mais l'interrogatoire révèle un passé spécial et par moment surviennent des poussées douloureuses.

La salpingite est douloureuse, contrairement au fibrome ; il y a un sillon plus ou moins net entre l'utérus et la trompe enflammée.

Enfin, quand il siège au niveau d'un des bords de l'utérus, le fibrome peut être confondu avec un kyste du ligament large ; mais celui-ci est fluctuant, ne s'accompagne pas d'allongement de la cavité.

3° *Type à évolution abdominale.* — Il est nécessaire de distinguer deux types de fibromes : les uns sont *sessiles*, font étroitement corps avec l'utérus ; les autres sont *pédiculés* et *mobiles* dans l'abdomen, capables de se déplacer à une certaine distance du petit bassin.

Les corps sessiles peuvent être pris pour une grossesse normale ou extra-utérine. Elles ont l'une et l'autre les signes sympathiques bien connus ; de plus, la grossese extra-utérine révèle une tumeur accolée à l'utérus lui-même hypertrophié ; la grossesse normale évolue vers son terme et, en cas de doute absolu, on devra réserver le diagnostic.

Un kyste de l'ovaire permet souvent de reconnaître

l'utérus indépendant de la tumeur. Il n'a pas la dureté du fibrome.

Un fibrome pédiculé peut faire penser à un rein flottant descendu dans une fosse iliaque, mais il s'accompagne de douleurs et de symptômes spéciaux; la tumeur a la forme nette du rein qui peut être réduit à sa place. On peut croire aussi à une tumeur solide de l'ovaire ou à un kyste multiloculaire de l'ovaire : en tout cas, on devra s'abstenir absolument des ponctions, et quelquefois le diagnostic restera en suspens.

Diagnostic de la variété. — A quelle forme de fibrome a-t-on affaire?

Le fibrome normal est dur, charnu, indolent.

Le fibrome calcifié donne la sensation de la pierre.

Le fibrome œdémateux est mou, se laisse déprimer par la main qui l'explore.

Le fibrome kystique est fluctuant ou rénittent.

Diagnostic des complications. — Les unes sont dues au fibrome lui-même : locales, elles consistent dans la torsion du pédicule, la rupture du pédicule, la mortification, la gangrène; générales, elles consistent dans l'apparition des phénomènes d'urémie ou d'asystolie : les complications de voisinage sont l'occlusion intestinale, par exemple, ou la phlébite.

Ces complications peuvent n'être pas dues au fibrome, mais à un état pathologique qui vient s'ajouter au fibrome. La coexistence d'un kyste de l'ovaire et du fibrome s'observe; le cancer peut évoluer sur un utérus fibreux; la salpingite est une complication fréquente de l'utérus myomateux.

PRONOSTIC. — D'après ce que l'on a vu, le pronostic n'est pas forcément grave, mais il doit être réservé.

La guérison spontanée est rare : beaucoup de sujets peuvent vivre, avec un fibrome, au prix de souffrances et de malaises de nature et d'intensité variables.

La mort peut survenir du fait de la faiblesse que provoquent surtout les hémorragies; de l'occlusion intestinale; de la péritonite aiguë. La mort par asystolie et urémie n'est pas rare.

Traitement. — Les indications sont différentes au cours et en dehors de la grossesse.

1° *En dehors de la grossesse*. — Le traitement chirurgical est indiqué contre les fibromes qui provoquent des douleurs, ceux qui amènent des hémorragies abondantes, ceux qui progressent.

Le traitement médical doit être essayé contre ceux qui atteignent, à un moins haut degré, la santé générale.

Le *traitement médical* peut être dirigé contre les métrorragies : l'ergot de seigle donne de bons résultats : l'extrait fluide d'*hydrastis Canadensis* ou la poudre de sabine sont employés pour la même fin.

Le bromure de potassium ne fait que calmer les douleurs.

L'arsenic agit seulement comme reconstituant.

Les eaux minérales chlorurées sodiques relèvent beaucoup la santé générale et sont très recommandables à ce titre : telles les eaux de Salies de Béarn, Salies du Jura, Kreuznach.

L'électricité donne quelques résultats heureux, mais elle n'est pas une panacée infaillible.

Contre les phénomènes de compression que provoque le fibrome enclavé, on pourra employer le soulèvement et la réduction de la tumeur : la femme sera mise dans la position de Sims, endormie si c'est nécessaire, et la tumeur mobilisée par le vagin ou le rectum.

Le *traitement chirurgical* peut avoir pour but de guérir l'hémorragie par de petites opérations : le curettage est de ce nombre, il est dirigé contre la métrite, compagne assidue du fibrome et de laquelle relèvent les métrorragies. Il est exécuté par la méthode habituelle et suivi d'une injection intra-utérine au perchlorure de fer ou chlorure de zinc.

La dilatation du col est employée également contre les métrorragies et se pratique, soit par la méthode non sanglante, à l'aide de la laminaire et des bougies d'Hégar, soit par la méthode sanglante, en sectionnant le col des deux côtés.

Le traitement opératoire des corps fibreux varie dans ses procédés, selon qu'ils peuvent être atteints par la voie vaginale ou qu'ils exigent une laparotomie.

Ceux du museau de tanche sont enlevés au bistouri et on réunit, par des fils de catgut, les lèvres de la plaie.

Les polypes qui font saillie par l'orifice du col sont saisis avec des pinces spéciales à larges mors, attirés et leur pédicule sectionné au bistouri ou aux ciseaux ; l'hémorragie qui en résulte est toujours peu considérable ; en tout cas, le tamponnement de la cavité utérine l'arrête toujours. Il faut quelquefois morceler le polype, quand il est trop gros.

Si le polype est caché, contenu dans l'utérus, on dilate le col et on va à sa recherche.

En cas de fibrome sous-muqueux non pédiculé, on procède de la façon suivante : on dilate le col, on ouvre la muqueuse au niveau du fibrome, on divise la capsule qui l'entoure, on l'énuclée et on l'extirpe.

L'hémorragie consécutive est peu abondante, mais il peut y avoir rupture de l'utérus et péritonite mortelle, si l'opération est faite septiquement.

L'hystérectomie vaginale est indiquée contre les fibromes non enclavés, mobiles, qu'on peut faire descendre et attirer à soi avec plus ou moins de facilité.

Dans le cas contraire, on pratique préalablement une laparotomie pour arriver sur la tumeur. Battet a proposé d'enlever les annexes, de provoquer ainsi une ménopause artificielle, dans le but de déterminer l'atrophie de la tumeur: les résultats obtenus par ce procédé sont très incertains.

Un corps fibreux bien limité, surtout s'il est pédiculé, sera extirpé, après ouverture de sa capsule et énucléation de la tumeur : puis on suturera les lèvres de l'incision (Témoin).

L'amputation sus-vaginale de l'utérus, avec pédicule externe, par la méthode des broches, n'est plus guère pratiquée aujourd'hui ; la même opération, avec pédicule interne, se fait encore, mais la récidive est possible, au niveau du col.

L'hystérectomie abdominale totale est pratiquée, quand la tumeur est enclavée ou très volumineuse.

2° *Au cours de la grossesse*.—S'il n'y a pas de troubles, on n'opère pas. Dans le cas contraire, on a pu pratiquer soit l'avortement, soit l'accouchement prématuré.

Au moment de l'accouchement normal, il pourra être indiqué de pratiquer l'opération césarienne ou hystérotomie ; on pourra profiter de la circonstance pour enlever aussi la tumeur et exécuter l'opération de Porro.

9. — CANCER DE L'UTÉRUS

Définition. — Le mot *cancer* doit être considéré comme n'ayant qu'une signification purement clinique, il signifie *néoplasme malin*, *tumeur maligne*. La nature histologique de la tumeur a moins d'importance que l'évolution clinique, qui est caractérisée dans tout cancer par la tendance à l'extension constante, par la récidive après ablation, par la généralisation.

Étiologie. — Le cancer de l'utérus est celui qu'on rencontre le plus souvent chez la femme; il constitue un tiers des cas de cancer qui la frappent; après lui, c'est surtout le sein qui est atteint.

L'âge le plus favorable est de 40 à 50 ans; mais on a observé des cas, rares il est vrai, chez des femmes très jeunes, 17 à 25 ans; après 60 à 70 ans, le cancer devient exceptionnel.

L'hérédité cancéreuse semble jouer un rôle prédisposant très considérable.

La misère physiologique facilite le développement du cancer, que l'on observe plus souvent dans les classes pauvres.

Les causes d'irritation locale doivent avoir, comme pour tous les cancers en général, une action favorisante: c'est à ce titre qu'il faut faire intervenir les accouchements répétés; ils sont une cause de déchirures du col, qui entretiennent la métrite cervicale, à laquelle succède ou sur laquelle se greffe fréquemment le cancer.

Anatomie pathologique. — Le cancer primitif du col est la forme la plus fréquente ; il peut y rester localisé ou s'étendre au corps.

Le cancer primitif du corps est exceptionnel et ne s'observe que dans 2 pour 100 des cas (Schröder).

Les caractères macroscopiques de la tumeur seront vus plus loin.

La nature histologique des cancers de l'utérus permet de les ranger en trois classes, selon qu'ils sont constitués par l'épithélioma, le sarcome ou le déciduome malin.

Epithélioma du col. — Il présente une nature histologique différente suivant qu'il se développe sur la muqueuse vaginale, qui recouvre le col, ou sur la muqueuse utérine proprement dite, qui tapisse la cavité cervicale. La muqueuse de la face externe du col est, comme la muqueuse vaginale, formée par un épithélium épidermoïde stratifié ; de plus, à mesure que le nombre des accouchements augmente, elle tend à remplacer la muqueuse intracervicale ; celle-ci possède un revêtement de cellules cylindriques, entremêlées de glandes muqueuses.

La nature de l'épithélioma variera avec le point où il aura commencé : il sera *pavimenteux*, s'il débute par la muqueuse externe ; *cylindrique*, s'il prend origine dans le canal cervical.

a) Epithélioma de la surface externe de la portion vaginale du col. — Il se présente sous deux formes principales : épithélioma lobulé et épithélioma tubulé.

L'*épithélioma lobulé* forme une tumeur blanchâtre, sèche, d'aspect granuleux, dure, criant sous le scalpel, elle ne donne pas de suc laiteux au râclage, mais, par pression, laisse sourdre de petits filaments, analogues à des vers, les vermiotes.

La tumeur est constituée histologiquement par un *stroma* conjonctif, dans les mailles duquel sont contenus les *lobules*. La trame du stroma est formée de fibrilles de tissu conjonctif que parcourent des vaisseaux sanguins et lymphatiques; les lobules, contenus dans ses mailles, appelés encore *globes épidermiques*, sont de petites masses, à peu près sensiblement rondes : les cellules les plus périphériques sont cylindriques et en contact avec le tissu conjonctif du stroma; plus en dedans, elles s'arrondissent et s'engrènent; plus en dedans elles s'aplatissent fortement, se juxtaposent comme les tuniques concentriques d'un bulbe d'oignon. Suivant que ces cellules du centre sont cornées, ou ramollies et muqueuses, les lobules sont dits *cornés* ou *muqueux*, et l'épithélioma est lui-même pavimenteux lobulé, muqueux ou corné.

L'*épithélioma tubulé* est également formé d'une trame de tissu conjonctif dans les mailles de laquelle sont contenus des tubes allongés, anastomosés les uns avec les autres; ils sont tapissés de cellules épithéliales, qui ne présentent pas, comme dans la forme précédente, l'évolution des cellules épidermiques.

Ces deux formes dérivent de la muqueuse vaginale du col; elles envahissent progressivement les tissus voisins et se propagent très rapidement. Les traînées épithéliales s'insinuent dans les intervalles du tissu conjonctif et musculaire où la résistance est moindre, surtout le long des gaines vasculaires; elles peuvent ulcérer les veines, s'ouvrir dans leur lumière et être emportés par le courant sanguin, se généraliser. Cependant ce mode de propagation, par voie veineuse, est rare, de même que par les voies lymphatiques : l'épithélioma pavimenteux se généralise peu par la voie vasculaire.

Sa propagation au corps utérin est elle-même tardive. Quand la base des ligaments larges est indemne, ainsi que les organes voisins, on peut affirmer que seul le col est envahi : cette considération est importante pour le traitement.

b) Epithélioma du canal cervical et du corps. — C'est un *épithélioma cylindrique.*

Il débute par l'adénome, lequel est caractérisé par une prolifération énorme des glandes normales de l'utérus. A cet état succède l'épithélioma typique : il est formé par une trame de tissu conjonctif, dans laquelle sont contenus des boyaux glandulaires, recouverts et tapissés par une couche unique de cellules cylindriques typiques ; quand les travées conjonctives sont déformées et détruites par la poussée épithéliale, que les cellules ont perdu leur forme cylindrique pour devenir irrégulières et métatypiques, le carcinome est constitué. C'est ainsi que se justifie la conception de l'origine épithéliale du carcinome, défendue par l'école française, opposée à la théorie de son origine conjonctive, que prônaient Virchow et l'école allemande.

Suivant que le tissu conjonctif ou l'élément épithélial l'emporte, le carcinome est dur ou mou, squirrheux ou encéphaloïde.

c) Sarcome du corps utérin. — Il se développe aux dépens des cellules conjonctives qui forment la charpente ou chorion de la muqueuse utérine. Il se caractérise par une prolifération abondante de ces cellules, qui présentent les caractères des cellules jeunes.

d) Déciduome malin. — Il survient après la grossesse et évolue comme un véritable cancer ; il est formé de grandes cellules polymorphes.

Voies d'extension et lésions concomitantes. —Elles sont surtout intéressantes à étudier pour ce qui concerne l'épithélioma du col.

Le vagin est envahi très rapidement, surtout dans la forme dite liminaire du cancer, celle qui se développe à l'union du vagin et du col.

Cet envahissement procède avec une rapidité variable ; le vagin devient absolument rigide ; c'est le *vagin de carton.*

La muqueuse utérine est enflammée, dès le début du cancer du col, ce qui explique les métrorragies de cette période. Le cancer s'étend, en général, tardivement du col au corps utérin. Mais cette métrite du corps peut constituer un appel à l'éclosion du cancer et on peut voir, quelquefois, coïncider un cancer du col avec un cancer du corps, les deux étant séparés par une bande de tissu sain.

Le tissu conjonctif péri-utérin est envahi, à la longue, induré, et il immobilise complètement l'utérus. La base des ligaments larges s'infiltre de bonne heure, à cause des lymphatiques qu'elle contient, lesquels proviennent du col et montent parallèlement à l'artère utérine. Il en résulte le raccourcissement de ces ligaments, un obstacle très grand à l'abaissement de l'utérus, au cours de l'hystérectomie vaginale. L'extension large du cancer explique la compression des nerfs du petit bassin, surtout du sciatique, comme celle des veines de l'excavation; il en résulte des douleurs intolérables et les œdèmes qu'on observe à la période terminale.

Les uretères cheminent dans l'épaisseur de la cloison vésico-vaginale et sur les côtés du col, aussi sont-ils rapidement intéressés. Ils ne sont pas comprimés, mais envahis par le cancer lui-même qui s'insinue dans leurs tuniques, rétrécit leur lumière et porte obstacle à l'excrétion de l'urine; au-dessus du point sténosé les uretères se dilatent, de même les bassinets, sous la pression de l'urine qui continue à être sécrétée. Aussi les lésions rénales sont-elles très fréquentes et analogues à celles qu'on provoque par la ligature aseptique des uretères. Il y a atrophie progressive de la substance rénale; la saillie des papilles diminue, disparaît et peut être remplacée par une dépression; les pyramides de Malpighi s'effacent et il ne reste, à la longue, qu'une grosse poche, remplie de liquide urineux et formée, en partie, par le bassinet et les calices dilatés, en partie par la substance rénale atrophiée, réduite à une membrane fibreuse où le microscope ne révèle que des rares glomérules. L'intérieur de la poche est divisé par des cloisons qui proviennent des colonnes de Bertin.

La vessie est, elle-même, envahie par le néoplasme; sa paroi, infiltrée, cède, et il se produit une fistule vésico-vaginale; la fistule urétéro-vaginale est plus rare. Une cystite peut survenir, à un moment donné, et elle revêt une gravité considérable, à cause de la possibilité de l'infection du rein et de la production d'une pyélo-néphrite.

Le cœur subirait le contre-coup de la néphrite interstitielle, pour certains auteurs, et présenterait, à l'autopsie, une hypertrophie du ventricule gauche.

D'après Lancereaux, il n'en est rien et l'on trouve toujours un cœur normal ou petit et atrophié. Cela tiendrait à la rapidité de la marche du cancer, laquelle est trop grande pour permettre à l'hypertrophie cardiaque de se produire.

Lancereaux a trouvé quelquefois une endocardite verruqueuse, probablement de nature microbienne.

Le rectum est plus rarement atteint que la vessie, mais il peut cependant être ulcéré et on voit, dans ces cas très avancés, le vagin former un vrai cloaque, dans lequel s'ouvrent, à la fois, la vessie, l'utérus et le rectum.

Le péritoine se défend contre la progression du cancer par la production d'adhérences ; quelquefois, il est lui-même envahi et il est baigné par une ascite hémorragique d'abondance variable.

Les ganglions prévertébraux sont pris; de même les ganglions iliaques. Troisier a signalé l'envahissement des ganglions sus-claviculaires du côté gauche, qui sont alors petits, durs, indolents. Les cellules cancéreuses chemineraient par le canal thoracique et, au voisinage de son abouchement dans le tronc veineux innominé gauche, reflueraient dans les canaux et les ganglions lymphatiques voisins. La circulation peut donc être envahie par ces cellules et ainsi s'explique la production de noyaux métastatiques à distance, dans le foie, les poumons, le rein, les os.

Le foie présente de la dégénérescence graisseuse, sans doute grâce à la résorption, au niveau de la tumeur, d'une substance toxique qui agit comme les poisons stéatosants, phosphore, arsenic, etc...

SYMPTÔMES FONCTIONNELS. — Il convient de décrire séparément le cancer du col et le cancer du corps.

Cancer du col. — P. Delbet divise l'évolution du cancer du col en trois périodes :

période latente,

période des hémorragies et des écoulements,

période de douleurs, de compression et de cachexie.

1° *Période latente.* — La durée de cette période est inconnue, car les malades n'éprouvent que peu de malaises et ne consultent pas le médecin. Les malades présentent toutes les apparences de la santé et un examen pratiqué fortuitement, pour tout autre motif, peut révéler un cancer au début. On peut dire que, en général, tant que le néoplasme n'est pas ulcéré, il ne provoque aucun symptôme.

Cependant, même avant toute ulcération, des hémorragies peuvent apparaître et elles sont dues, soit à la métrite concomitante, soit à l'irritation que provoque la présence de la tumeur et à la congestion qui en résulte.

Ces hémorragies, survenant au moment de la ménopause, sont considérées comme une irrégularité sans importance et les femmes ne s'en inquiètent que si, par leur durée ou leur répétition, elles deviennent trop importantes. Parfois, elles se produisent, alors que la ménopause les avait fait disparaître depuis un temps variable : elles peuvent revenir régulièrement et sont accueillies avec satisfaction par les femmes qui les considèrent comme un retour de jeunesse. Cependant, leur signification est des plus graves et chez toute femme qui présentera à nouveau des hémorragies, après instauration de la ménopause, le médecin devra toujours pratiquer un examen sérieux de l'appareil génital.

2° *Période d'hémorragies et d'écoulements.* —

C'est la période d'état, caractérisée, anatomiquement, par l'ulcération du néoplasme.

Les *hémorragies* sont encore le symptôme capital, et, à cette période, elles sont dues à la congestion métritique, d'une part, et, d'autre part, à l'ulcération de la tumeur et aux ruptures vasculaires qui se produisent à son niveau. Elles se produisent régulièrement, sous forme de menstrues, ou irrégulièrement, soit sans cause, soit à l'occasion d'un effort, d'un examen, d'un traumatisme local, du coït. Elles peuvent devenir d'une abondance extrême, déterminer un état anémique des plus prononcés : cependant il est exceptionnel de les voir provoquer, par elles-mêmes, la mort.

L'*écoulement* consiste, au début, en de la leucorrhée qui est imputable à la métrite par irritation du corps ou du col utérin. En peu de temps, il devient fluide, clair comme de l'eau, ou à peine teinté de sang et constitue, dans ce dernier cas, les *eaux rousses* du cancer. Les malades le comparent encore à de la *râclure de boyaux*, de *la lavure* de chair.

Il peut être très abondant, provoquer, par irritation, de l'érythème, des ulcérations de la vulve et de la face interne des cuisses.

Il contient souvent des fragments sphacélés de la tumeur.

Il prend une odeur fade et écœurante, ou bien, au contraire, fétide et repoussante.

Dès cette période apparaissent des douleurs sourdes et peu violentes, dues à une inflammation de voisinage : les unes, médianes, sus-pubiennes, peuvent être attribuées à la métrite; les autres, latérales, prédominant à gauche, doivent être rapportées à la salpingite; des douleurs réflexes, intercostales ou faciales, les accompagnent, et l'on voit apparaître tous les troubles qui constituent le syndrome utérin et qui sont liés à la métrite : troubles nerveux réflexes, troubles digestifs, troubles circulatoires, etc...

3° *Période de douleurs, de compression et de cachexie.* — Ce n'est qu'à une époque tardive qu'apparaissent les douleurs violentes, vraiment propres au cancer, et qu'explique l'envahissement du tissu cellulaire du bassin par le néoplasme, avec compression ou envahissement des nerfs de la cavité pelvienne.

Elles sont très intenses, continues, et présentent des paroxysmes très violents, des crises, des élancements qui ne laissent aucun repos à la malade. Ce sont des douleurs pseudo-névralgiques, car la pression sur le trajet des nerfs ne révèle aucun point douloureux.

Ces douleurs intéressent le sciatique et occupent tout le membre inférieur; elles sont, dans ce cas, souvent bilatérales; sur la face interne de la cuisse, elles sont dues à la compression de l'obturateur; dues à la compression du crural, elles siègent à la face antérieure de la cuisse.

Il faut y joindre des douleurs profondes, siégeant dans l'excavation pelvienne et des tiraillements dans la région lombaire.

Quelquefois, à ces douleurs s'en ajoutent d'autres qui proviennent de petites poussées de péritonite, avec tension de la paroi abdominale. Cette péritonite représente le travail de défense du péritoine contre la propagation du cancer.

L'extension du cancer aux organes du petit bassin est l'origine de toute une série de troubles graves.

Le vagin est rapidement envahi, ce qui gêne beaucoup l'exploration et l'application des pansements locaux, qui sont souvent utiles pour soulager la malade.

L'envahissement du tissu celluluire péri-rectal gêne le fonctionnement du rectum et amène de la constipation, avec des alternatives de diarrhée; rapidement il se produit de la rectite glaireuse, avec ténesme ano-rectal, qui expriment l'irritation et l'inflammation de cet organe. La destruction de la cloison recto-vaginale produit une fistule, par laquelle les matières et les gaz passent dans le vagin, augmentent l'écoulement et l'irritation, aggravent les phénomènes d'infection.

Quand la vessie commence à être atteinte par le cancer, la contractilité et l'extensibilité vésicales diminuent; il en résulte l'impossibilité de vider complètement la vessie, la pollakiurie, le ténesme vésical. La fistulisation se produit souvent, l'urine coule dans le vagin et le long des cuisses, se décompose et fermente, aggrave les troubles inflammatoires et apporte un appoint nouveau à l'infection.

Par cette fistule, la vessie peut s'infecter, les urines deviennent purulentes, hémorragiques. La pyélonéphrite peut éclater, au milieu d'un cortège de graves symptômes, et entraîner rapidement la mort. Du côté de l'uretère, on peut observer l'obturation rapide et complète qui produit l'hydronéphrose ; si elle est bilatérale, l'anurie absolue est une cause d'urémie qui tue en quelques jours. Mais, en général, le calibre de l'uretère se rétrécit lentement et progressivement, en produisant un obstacle constant à l'excrétion de l'urine : dans ces conditions, le rein est le siège d'une néphrite interstitielle et d'une sclérose.

Il peut y avoir, au début, polyurie, par surmenage et surcroît du travail du cœur ; mais elle fait bientôt place à l'oligurie et à l'urémie, qui se présente sous sa forme gastro-intestinale (vomissements et diarrhée compensateurs), à laquelle succède le coma final. C'est là une terminaison extrêmement fréquente du cancer de l'utérus.

On a vu que, d'après Lancereaux, le cancer évoluerait trop rapidement pour laisser aux lésions cardiaques le temps de se développer. Pour M. Potain, la sclérose rénale provoque l'hypertension dans le système artériel de la grande circulation : cet état se manifeste par un *bruit de galop gauche*, s'entendant un peu au-dessous et en dedans de la pointe. On peut entendre quelquefois un *bruit de galop droit*, à la base de l'appendice xiphoïde : il est dû à la vaso-constriction réflexe des artères pulmonaires, laquelle provoque, soit l'hypertrophie du ventricule droit, avec hypertension dans le système pulmonaire et précession des valvules pulmonaires sur les valvules aortiques, soit la dilatation du ventricule droit, avec retard du claquement tricuspidien sur le claquement mitral. Pour le cancer de l'utérus, comme pour les autres affections des organes abdominaux, la voie centripète du réflexe, comme la voie centrifuge, est représentée par le système sympathique, d'après Fr. Franck, et le centre de réflexion est encore indéterminé.

L'état général est très atteint, à cette période terminale, et on observe un marasme extrême. Il est dû aux hémorragies qui persistent, abondantes, jusqu'à la fin ou diminuent au contraire. Les écoulements augmentent toujours d'intensité. Les douleurs enlèvent tout repos, empêchent le sommeil.

La constipation mine les malades et provoque la stercorémie. L'urémie est un vrai bienfait pour les malades, dont elle émousse la sensibilité générale et l'intelligence. Les malades sont dans un état demi-comateux, quelquefois secouées par des vomissements ou agitées par la dyspnée urémique ; elles s'éteignent peu à peu dans un coma de plus en plus profond. Elles sont très amaigries, présentent la teinte jaune sale des cancéreux et des cachectiques.

MARCHE. — Elle varie avec l'âge : rapide chez les femmes jeunes, lente chez les femmes âgées.

Elle est aussi plus rapide dans les formes végétantes.

La durée ne peut être fixée que d'une façon approximative, à cause de la phase latente du début.

En général, à partir des premiers symptômes, la maladie dure un an et demi ; on observe, à côté de cela, des durées extrêmes de quatre mois à quatre ans.

Le cancer joue un rôle considérable sur la grossesse.

Il est souvent une cause de stérilité ; il prédispose à l'avortement ; il favorise la production de présentations vicieuses, surtout des présentations de l'épaule.

Au moment de l'accouchement, on le voit constituer une cause sérieuse de dystocie : tantôt il rend très longue la période de dilatation, car le col est rigide et ne subit pas le ramollissement préparatoire à l'accouchement, comme à l'état normal ; cette rigidité du col explique la possibilité des déchirures de l'utérus et des hémorragies qui les accompagnent. Enfin, après l'accouchement, l'infection est facilitée par la présence, à la porte de la cavité utérine, d'une ulcération large, où pullulent tous les agents pathogènes.

La grossesse joue un rôle important dans l'évolution du cancer, dont elle hâte la progression et auquel elle donne un coup de fouet.

COMPLICATIONS. — Au cours de l'évolution normale du cancer, peuvent apparaître un nombre considérable de complications, qui aggravent l'état général, et hâtent ou précipitent le dénouement.

La *phlegmatia alba dolens* est due à l'infection, au niveau de l'ulcération, des sinus utérins, des veines du bassin avec propagation aux iliaques externes et aux crurales. La marche de l'œdème, comme celle de l'induration phlébitique, se fait donc de haut en bas, comme dans la phlébite post-partum.

La péritonite est rare, parce que le péritoine se défend par la production d'adhérences, à mesure que le néoplasme se porte de son côté ; elle est possible, cependant ; elle se produit par propagation ou par perforation et entraîne la mort en peu de temps.

L'infection généralisée est rare, malgré le contact du néoplasme ulcéré avec les urines et les matières fécales. On a noté, comme manifestations de cette pyohémie, la pneumonie, la pleurésie, l'endocardite végétante, l'embolie pulmonaire septique.

Cancer du corps. — 1° *Période de début.* — Les symptômes sont ceux que provoquent les corps fibreux sous-muqueux : les hémorragies sont précoces et abondantes, dues à la métrite.

Les douleurs sont intenses, reviennent sous forme de crises paroxystiques violentes, parce qu'elles sont dues aux contractions utérines, qui essaient d'expulser le contenu de la cavité ; elles sont localisées nettement dans le bassin. D'autrefois, elles s'irradient dans les systèmes voisins : lombes, sciatique, crural.

2° *Période d'état.* — Aux signes précédents s'ajoute un écoulement ichoreux, fétide, semblable à celui du cancer du col.

Les troubles urinaires ou rectaux sont rares et la péritonite s'observe exceptionnellement.

3° *Période finale.* — La cachexie ne survient que très tardivement et la durée de la maladie semble être plus longue que pour le cancer du col : elle est de 2 ans 1/2, en moyenne.

Diagnostic. — Quelle que soit l'importance des signes fonctionnels, on ne peut faire le diagnostic du cancer utérin qu'après un examen physique de la malade.

Cancer du col. — 1° *Période de début.* — C'est à cette période surtout qu'il est utile et difficile, d'ailleurs, de poser un diagnostic : le résultat de l'intervention dépendra, en très grande partie, de la précocité de ce diagnostic.

Le cancer du col, au début, peut se montrer sous quatre formes anatomiques différentes :

forme infiltrée,
forme liminaire,
forme ulcéreuse,
forme végétante ou papillaire.

a) Forme infiltrée. — La forme infiltrée, nodulaire, débute par des nodosités siégeant dans la couche profonde de la muqueuse et recouvertes par l'épithélium sain. Il y a un ou plusieurs noyaux, et on trouve souvent des noyaux au loin, alors même que la lésion paraît limitée. A cette période préulcéreuse, le diagnostic est très malaisé, mais on a rarement l'occasion d'examiner les femmes à ce moment : en effet, les malades ne présentent aucun trouble fonctionnel qui trahisse la présence du néoplasme, et elles ne viennent consulter que si elles présentent quelque autre affection de l'appareil génital.

Après un certain temps, la surface des nodosités s'excorie, il apparaît une ulcération qui revêt tantôt la forme térébrante, tantôt la forme végétante.

Les nodosités peuvent *être limitées :* ce sont une ou plusieurs petites tumeurs saillantes, dures, immobiles, moins bien limitées que la saillie des noyaux fibromyomateux; la muqueuse adhère complètement à leur niveau et n'est pas mobilisable sur elles; souvent elle est violacée et présente quelques points jaunâtres.

Il faut distinguer cet état du fibrome du col. Spiegelberg donne deux signes très importants, quoiqu'ils n'aient pas une valeur absolue : l'adhérence de la muqueuse à la profondeur dans le cancer, tandis qu'elle glisse sur le fibrome; la difficulté ou l'impossibilité de dilater le col dans le cancer.

Dans d'autres cas, l'infiltration est *diffuse*, le col est augmenté de volume dans son ensemble, et il présente une dureté ligneuse, une consistance bien plus ferme que dans la métrite hypertrophique. Celle-ci se distingue par l'ectropion, par la présence des œufs de Naboth. Cependant l'ectropion peut s'observer dans le cancer, quand celui-ci prend naissance dans la muqueuse même du canal cervical et entr'ouvre l'orifice externe du canal cervical.

Le mal continuant à progresser, des noyaux semblables apparaissent dans le corps utérin et l'organe tout entier est augmenté de volume.

Dans tous ces cas, le diagnostic est difficile à établir et l'on sera autorisé à pratiquer une biopsie, à prélever une partie de la tumeur que l'on examinera au microscope.

b) Forme liminaire. — Elle se caractérise par le siège qu'elle occupe à son début : « elle prend naissance dans le cul-de-sac postérieur, de même qu'on voit certains cancers de la langue avoir leur point de départ dans le plancher de la bouche. » (Pozzi). Par sa progression constante, elle envahit à la fois le vagin et le col.

c) Forme ulcéreuse. — Elle répond à une période de début, mais plus tardive que la forme nodulaire, à laquelle elle succède. Les ulcérations sont profondes, à contour irrégulier, cratériformes, à bords surélevés, indurés.

Au toucher, le doigt sent une surface ulcérée, particulièrement molle; l'ongle en détache facilement de petits fragments et détermine aisément de petites hémorragies. L'ulcération repose sur une base indurée.

Lorsqu'elles sont ainsi superficielles, ces ulcérations doivent être distinguées des ulcérations métritiques, qui ne reposent pas sur une base indurée, coexistent avec des œufs de Naboth, sont souples mais fermes et ne se laissent pas entamer par le doigt. La déchirure du col ne saurait être confondue, en général, avec l'ulcération cancéreuse : elle siège à gauche du col, succède à un accouchement, provoque par le simple contact du doigt une douleur vive qui lui a fait donner par Emmet le nom de « cheville cicatricielle ».

d) Forme végétante ou papillaire. — Ces végétations peuvent prendre naissance dans la cavité du col et faire hernie par l'orifice externe, simulant ainsi un polype, avec lequel on pourrait les confondre ; mais la dilatation du col, suivie du toucher intra-utérin, permettra de fixer la vraie nature de l'affection.

Le plus souvent, elles naissent à la surface externe du col, aux dépens de l'épithélium pavimenteux : elles se présentent sous l'aspect de bourgeons charnus et forment, au début, de petites végétations en choufleur. Elles sont mollasses, s'effritent sous le doigt, qui peut en détacher des fragments et saignent avec une extrême facilité.

On pourrait les confondre avec une hypertrophie folliculaire, couverte d'érosions et consécutive à une métrite : mais, dans ce cas, elles saignent moins facilement, sont moins friables, ne se laissent pas entamer par l'ongle et donnent une sensation spéciale et caractéristique d'élasticité. La coexistence d'œufs de Naboth plaide en faveur de la métrite.

Un autre caractère très important est tiré de la nature des écoulements dans les deux affections : dans la métrite, ce sont des mucosités blanches, épaisses, adhérentes au col ; dans le cancer, ce sont les eaux rousses, caractéristiques par leur aspect et leur odeur fade et pénétrante.

2° *Période d'état.* — Quand il arrive à une période avancée de son évolution, le cancer du col revêt deux formes :

la forme térébrante,

la forme végétante.

a) Forme térébrante. — Elle est due au progrès des ulcérations et constitue un stade avancé de la forme ulcéreuse du début.

Elle s'observe surtout dans les cas où le néoplasme a pris naissance dans l'intérieur du canal cervical :

le col est détruit de dedans en dehors; il finit par disparaître complètement et la cavité du col se continue, sans aucune ligne de démarcation, avec le vagin. Le doigt sent, au fond du vagin, un large cratère dans lequel s'ouvre la cavité utérine.

Cette constatation, jointe à l'envahissement et à l'induration des parois vaginales voisines, à la fréquence et à l'abondance des métrorragies, à la fétidité des sécrétions, rend le diagnostic facile. Cependant, on pourrait être induit en erreur par l'atrophie sénile du col : chez les vieilles femmes, surtout chez les multipares, le col disparaît complètement ; mais les parois du vagin sont souples; on ne sent pas d'ulcération fongueuse et saignante au pourtour de l'orifice utérin, il n'y a ni hémorragie, ni écoulement, l'état général n'est pas atteint. De même, une large déchirure, consécutive à l'accouchement, pourrait en imposer; mais on évitera l'erreur, si on joint aux caractères précédents les commémoratifs d'un accouchement laborieux.

b) Forme végétante. — Les végétations cancéreuses forment une masse considérable, une saillie en chou-fleur, fongueuse, saignant au moindre contact; elle laisse se détacher spontanément ou par le toucher des fragments sphacélés, emplissant tout le vagin, dont les parois sont, elles-mêmes, rapidement infiltrées.

Un polype fibreux sphacélé, venu de l'utérus, étranglé par le col dilaté, forme lui aussi une masse fongueuse, saignante; mais le doigt sent le bourrelet du col qui l'enserre et la cravate, la rigole circulaire qui le sépare du col : montant plus haut, il peut sentir le pédicule.

Si le polype provient du col, on n'a pas le secours

du bourrelet du col : cependant, le fibrome est plus ferme et plus élastique. S'il y a à la surface une couche friable qui se laisse entamer par l'ongle, comme dans le cancer, on arrive cependant, au-dessous d'elle, sur une surface dure, élastique, qui résiste complètement.

Dans ces deux cas, les parois du vagin ont gardé leur souplesse.

L'utérus en inversion et sphacèle donne la même sensation que le fibrome sphacélé du col : bourrelet du col et rigole circulaire; en plus, il y a des commémoratifs spéciaux : accouchement, délivrance laborieuse. Le toucher rectal combiné au palper hypogastrique montre que le corps utérin fait défaut à sa place normale.

Quand un corps étranger a séjourné longtemps dans le vagin, il l'irrite, provoque des hémorragies, des pertes fétides, des végétations du col et du vagin, qui peuvent l'englober plus ou moins complètement. L'interrogatoire, le toucher lèvent, en général, les doutes.

Quand le cancer du col sera reconnu, on complétera l'examen par l'exploration attentive des organes voisins et distants : la vessie est-elle infiltrée et paresseuse, ou bien ouverte et infectée; quel est l'état du rectum et de la cloison recto-vaginale; y a-t-il du côté des reins et du cœur des troubles qui permettent de croire que les uretères sont intéressés; les ganglions inguinaux, sus-claviculaires paraissent-ils envahis. Ces données seront importantes pour fixer le pronostic, pour indiquer ou contre-indiquer une intervention opératoire.

Cancer du corps. — Il est souvent difficile de poser le diagnostic de cancer du corps, au début.

Les métrorragies sont alors le signe capital et on peut les attribuer à une métrite hémorragique. Cependant, le curettage que l'on peut être amené à pratiquer, dans ce cas, ne ramène pas, comme dans la métrite, quelques fongosités peu abondantes. Au contraire, il ramène des débris en quantité très abondante ; cette abondance insolite permettra de faire le diagnostic, plutôt que l'examen histologique des fragments de muqueuse.

Les douleurs paroxystiques, à caractère de coliques utérines, jointes aux métrorragies, pourront faire croire à un fibrome sous-muqueux ou pédiculé, si l'âge le permet. Cependant le diagnostic se basera sur les éléments suivants : l'âge de la malade est avancé, les douleurs ne peuvent être expliquées ni par des poussées de péritonite,ni par une tumeur assez volumineuse pour produire des troubles graves de compression ; l'utérus est régulièrement mais moyennement augmenté de volume ; la dilatation du col, le toucher intra-utérin permettent de déceler l'existence de riches fongosités épithéliales.

Formes associées. — Parfois le cancer coexiste avec un fibrome ou avec un kyste de l'ovaire. Il faudra éviter l'erreur de ne reconnaître que l'une des deux affections, et attribuer à chacune d'elles la part qui lui revient dans l'ensemble du tableau clinique.

Pronostic. — Il est très grave : en effet, l'affection, laissée à elle-même, conduit fatalement la malade à la mort.

Si on opère, les récidives, locales ou à distance, sont malheureusement la règle et le succès définitif l'exception.

Traitement. — Il sera curatif, quand on supposera que la cure radicale peut être tentée et la guérison absolue espérée ; le traitement palliatif s'adresse aux cas où cet espoir disparaît et il a pour but d'atténuer ou de faire cesser certains troubles graves.

Traitement curatif. — *a*) **Cancer du corps.** — L'hystérectomie totale doit être pratiquée, soit par la voie vaginale, soit par la voie abdominale, en poursuivant l'induration cancéreuse aussi loin que possible.

b) **Cancer du col.** — Il faut distinguer plusieurs cas, dans lesquels l'étendue du cancer est variable et commande des indications opératoires totalement dissemblables.

Si le cancer est limité au museau de tanche et n'arrive pas aux culs-de-sac vaginaux, on peut pratiquer l'amputation intra-vaginale du col. On se sert du bistouri, on fait une excision conoïde, dépassant largement en haut le tissu malade et coupant en plein tissu sain : on suture ensuite les lèvres de la plaie.

Si le museau de tanche est envahi en totalité et si le cancer s'étend jusqu'au cul-de-sac du vagin exclusivement, on a conseillé de faire une amputation sus-vaginale du col.

Dans ces deux cas de lésions limitées, on a observé des guérisons absolues, mais souvent une récidive se reproduit dans la partie abandonnée de l'utérus. C'est cette considération qui pousse aujourd'hui à enlever l'utérus en entier pour un épithélioma si limité qu'il soit : c'est la même règle qui commande l'ablation totale de la glande mammaire pour un petit carcinome circonscrit. L'hystérectomie vaginale est, dans ce cas, le procédé de choix, et sa mortalité n'est pas plus grande que celle des opérations partielles; son efficacité est autrement considérable.

En cas de cancer du col avec extension au corps, mais sans envahissement des tissus voisins, l'hystérectomie vaginale est l'opération indiquée.

La malade est préparée : purgation la veille, désinfection minutieuse du vagin les jours précédents. L'opération commence par l'abrasion à la curette des parties nécrosées du col, pour diminuer les chances d'infection. Le vagin est ensuite incisé circulairement autour du col : la vessie est décollée en avant, aussi loin que possible, et le cul-de-sac postérieur du vagin sectionné d'un coup de ciseau : le péritoine est ouvert. On peut, à ce moment, pincer préalablement les artères utérines ou bien pratiquer d'emblée l'hémisection médiane du corps utérin : la bascule devient facile, pour chacun des deux fragments; le fond de l'utérus est fortement attiré en bas, ce qui tord le ligament large et une solide pince de Doyen est appliquée sur le bord de l'utérus : on sectionne ses attaches, après avoir mis une petite pince de sûreté sur l'utérine. On agit de même du côté opposé. On bourre le vagin à la gaze iodoformée. Les pinces sont enlevées au bout de 48 heures.

Le seul accident, au cours de l'opération, est l'hémorragie.

Le résultat immédiat est bon, car la mortalité actuelle est de 5 pour 100 environ.

La mort doit être attribuée à l'hémorrhagie, soit pendant, soit après l'opération ; l'altération des reins et du foie explique certains cas de mort, que l'on attribue au shock opératoire ; la septicémie péritonéale intervient dans beaucoup de cas et est facilitée par la nature infectée du moignon cancéreux.

Les résultats éloignés sont variables et différents pour chaque statistique : la récidive peut se faire de 1 à 4 ans après l'opération ; la guérison absolue s'observe un nombre de fois assez encourageant.

L'hystérectomie abdominale totale est indiquée dans les cas où le tissu péri-utérin est envahi, les ligaments larges écourtés, l'abaissement de l'utérus jugé impossible.

Traitement palliatif. — Le curettage donne d'excellents résultats : il diminue les écoulements fétides et les hémorragies. On peut, avec avantage, lui associer la cautérisation avec le thermo-cautère.

Contre les écoulements odorants, on emploiera les injections au permanganate de potasse ou avec des solutions très diluées de liqueur de Labarraque. On excitera l'appétit, on combattra la constipation par des purgatifs légers ; on diminuera la douleur par les opiacés.

Cancer compliqué de grossesse. — Si le cancer est limité, on pourra pratiquer l'hystérectomie en sacrifiant l'enfant, en faisant le diagnostic précoce de grossesse. Ce qui justifie cette pratique, c'est que la cancer a une influence néfaste sur la grossesse, que l'avortement est très probable.

Si le cancer est étendu, on tâche de mener à terme la grossesse et on agit alors suivant les circonstances : on fait la dilatation et l'accouchement provoqué ; on pratique une césarienne ou un Porro.

Cancer et fibrome. — Il faut intervenir, soit par la voie vaginale, si l'utérus est susceptible d'y passer, soit par la voie abdominale, dans le cas contraire.

VI. — MALADIES DES ANNEXES DE L'UTÉRUS

1. — INFLAMMATION DES ANNEXES DE L'UTÉRUS. — OOPHORO-SALPINGITES

Historique. — Les inflammations péri-utérines ont été comprises de trois façons différentes par des auteurs qui étaient en désaccord sur le siège même de ces inflammations; pour Nonat et Gallard, ces affections consistaient en un phlegmon péri-utérin ou un phlegmon du ligament large; pour Bernutz et Goupil, c'est le péritoine qui était malade les lésions consistaient en de la pelvi-péritonite; Lawson Tait a, le premier, démontré, au cours de ses opérations, que l'inflammation des trompes jouait le rôle capital.

Étiologie. — L'étiologie des salpingo-ovarites est très complexe, mais bien connue cependant.

A. *Causes prédisposantes.* — Elles ont trait à l'âge : c'est de 20 à 35 ans que la femme est en général atteinte, avec un maximum de 20 à 25 ans.

Les malformations des trompes ont été incriminées par Freund, L. Tait : telles, l'enroulement qui favorise la stagnation, et l'état infantile. De même les malformations de l'utérus paraissent n'être pas sans influence : c'est ainsi que les déviations, les flexions, la sténose du col gênent le drainage des cavités utérine et tubaire, favorisent la stagnation. Les liquides se modifient, et deviennent d'excellents bouillons de culture pour les microbes. La compression de la trompe et son oblitération par un fibrome, une tumeur quelconque, produisent le même résultat.

La menstruation facilite l'inflammation par la congestion qu'elle entraîne au niveau des trompes.

Les excès de coït, de travail quelconque, les fatigues, le surmenage agissent en congestionnant l'appareil génital, d'une part, et, d'autre part, en affaiblissant la résistance du sujet.

B. *Causes occasionnelles.*—Elles sont nombreuses, ces causes qui provoquent la salpingite. On peut les ranger en deux classes, suivant que l'affection est locale ou générale.

a) *Causes locales.* — L'affection a son point de départ dans les organes génitaux eux-mêmes ou dans le voisinage.

Dans le premier cas, la salpingite succède à la métrite, laquelle relève elle-même de plusieurs causes. La *puerpéralité* doit être citée parmi les plus fréquentes. L'infection puerpérale succède à l'accouchement et surtout à l'avortement fait dans des conditions septiques; la rétention des membranes ou du placenta la facilite singulièrement. — La *blennorrhagie* est également une cause très fréquente : tantôt il y a infection modérée, dans le cas de « goutte militaire » du mari, production d'endométrite et de salpingite catarrhale; tantôt l'infection est grave, la suppuration envahit rapidement les trompes qui se dilatent, deviennent kystiques, s'entourent d'adhérences ou se rompent dans le péritoine.

Les autres causes de métrite peuvent provoquer ainsi indirectement la salpingite : par exemple un fibrome, un cancer de l'utérus, un papillome génital. La métrite peut succéder à une intervention chirurgicale septique : exploration, cathétérisme, curettage, injection modificatrice.

L'inflammation peut provenir des organes voisins : c'est ainsi qu'on peut attribuer la salpingite à une entérite, une fièvre typhoïde, une appendicite.

Dans ce dernier cas, la voie que suivent les agents serait représentée par les lymphatiques unissant l'appendice aux annexes du côté droit par le ligament appendiculo-ovarien ; l'existence de ce ligament et de ces lymphatiques a cependant été niée. On peut alors expliquer la salpingite par l'adhérence de la trompe à l'appendice enflammé et par le passage des agents microbiens venus de l'intestin à travers les tuniques de la trompe.

b) Causes générales. — Dans ces cas, la salpingite est liée à une maladie générale. On a cité, dans cet ordre de faits, la variole, la scarlatine, la rougeole, la syphilis, la tuberculose, l'actinomycose.

c) Causes déterminantes. — Ce sont des agents microbiens divers qui produisent la salpingite ; parmi eux, deux s'observent le plus fréquemment : le streptocoque, dans l'infection puerpérale, le gonocoque, dans la blennorrhagie.

Les autres s'observent plus rarement et ils interviennent soit primitivement, soit pour produire des infections secondaires ; ce sont le bacille de Koch, le pneumocoque, le staphylocoque, le colibacille, l'actinomyces bovis, les microbes saprophytes, etc.

Quelle est leur *voie d'apport?* Quel est le chemin qu'ils suivent pour aboutir aux trompes ?

La *voie muqueuse* est de beaucoup la plus fréquemment suivie : les microbes suivent, de proche en proche, les cavités vaginale et utérine et arrivent à la trompe ; cette infection ascendante peut être comparée à celle qui envahit le rein dans la cystite ou l'épididyme dans l'urétrite.

La *circulation sanguine* peut être considérée comme voie d'apport dans les salpingites qu'on observe au cours des maladies générales. La salpingite est alors l'analogue des orchites ourliennes. Mais il faut, cependant, faire des réserves et l'on peut supposer également que les microbes, qui habitent normalement les voies génitales, exaltent leur virulence sous l'effet de la maladie générale et donnent lieu à une infection ascendante suivant la voie muqueuse.

La *circulation lymphatique* a été invoquée aussi comme voie d'infection. Pour Lucas Championnière, dans le cas d'infection primitive du vagin ou de l'utérus, les agents suivent la voie lymphatique utéro-ovarienne, pénètrent dans les voies lymphatiques de la trompe et déterminent la salpingite. On a vu, plus haut, le rôle qu'on fait jouer aux lymphatiques du ligament appendiculo-ovarien de Clado.

Le *péritoine* peut être, lui-même, traversé par les microbes, qui pénètrent ainsi les tuniques de la trompe de dehors en dedans : c'est ce qu'on observe dans les cas d'adhérence inflammatoire de l'intestin à la trompe, avec passage du coli-bacille de la voie digestive à la voie génitale.

En somme, l'infection atteint les trompes par des chemins variables. Reymond (1) pose les règles suivantes : l'infection blennorrhagique des trompes se fait par voie muqueuse ; l'infection streptococcique se fait par les lympathiques. Dans la première, les lésions tubaires sont superficielles, muqueuses ;

(1) Reymond. *Contribution à l'étude de la bactériologie et de l'anatomie pathologique des salpingo-ovarites.* Thèse, Paris, 1895.

dans la seconde, elles sont profondes, interstitielles; enfin, l'infection coli-bacillaire se fait à travers la séreuse.

Anatomie pathologique. — Les lésions de la salpingite sont bien connues et elles seront résumées par nous, d'après Reymond.

A. *Etat des orifices.* — *Orifice utérin.* — Il est disposé de telle sorte que le pus de la trompe, quand elle en contient, ne se vide pas dans la cavité utérine. Cela tient à des causes diverses :

1° la diminution du calibre de l'orifice ; cela est rare cependant et cet orifice garde en général ses dimensions normales ; on observe, de même, rarement la desquamation épithéliale et l'accolement des faces muqueuses correspondantes. Schouta a décrit des nodosités fibreuses agglutinant les franges de la muqueuse, au voisinage de l'orifice utérin et déterminant l'occlusion de la trompe;

2° la compression extérieure par un fibrome, un kyste de l'ovaire, empêche aussi l'évacuation d'une collection tubaire ;

3° la torsion de la trompe, une malformation congénitale peut amener le même résultat;

4° mais la cause la plus fréquente, c'est la production de coudures successives, lesquelles sont maintenues par du tissu fibreux. Elles empêchent le pus de se vider, quoique la lumière de la trompe, une fois redressée, soit partout conservée intacte.

Orifice abdominal. — Les franges se recroquevillent dans la concavité même du pavillon ; elles adhèrent les unes aux autres par leur surface péritonéale, non par leur surface muqueuse : de la sorte, la trompe ne peut pas évacuer son contenu dans le péritoine.

La communication de l'ovaire avec la trompe est fréquente, mais elle suit et ne précède pas la purulence de l'ovaire.

B. *Etat du corps de la trompe.* — Les lésions évoluent et passent par trois degrés ou phases : phase congestive, phase catarrhale, phase suppurée.

Phase congestive. — Il n'y a qu'une vascularisation plus intense, une augmentation du volume et du poids de l'organe.

Phase catarrhale. — La trompe est augmentée de volume, ses tuniques sont épaissies, surtout la sous-muqueuse : les plis tubaires sont hypertrophiés et comme bourgeonnants : leur charpente est riche en vaisseaux et infiltrée de cellules conjonctives jeunes.

Forme suppurée. — La trompe peut être ouverte, le pus s'évacue plus ou moins facilement dans l'utérus : il n'y a pas de dilatation de l'organe, mais seulement une hypertrophie de ses parois. Les plis tubaires sont infiltrés de cellules jeunes, l'épithélium vibratile est tombé presque partout.

Quand les deux orifices sont fermés, la salpingite suppurée devient kystique, à cause de l'épanchement de liquide qui se produit dans son intérieur. Selon la nature même de ce liquide, on a affaire à une pyosalpinx, une hydrosalpinx, une hématosalpinx.

La *pyosalpinx* présente un volume variable, elle est irrégulièrement contournée, les parois sont amincies et le liquide d'abondance variable, en général franchement purulent, sans odeur ou au contraire fétide, comme pour toute collection développée au voisinage du tube digestif.

L'*hydrosalpinx* répond à un état plus ancien que la précédente. Les leucocytes ont disparu par résorption ou dégénérescence et le liquide est devenu clair.

L'*hématosalpinx* s'observe dans les cas de salpingite à parois très vasculaires : les vaisseaux se rompent, produisent un épanchement qui colore le contenu de la trompe. Ce contenu peut être franchement hématique ou seulement sanguinolent.

Le péritoine est enflammé au pourtour de la trompe, laquelle adhère aux organes voisins, tombe dans le cul-de-sac de Douglas : ces adhérences sont très favorables, car elles empêchent la rupture de la collection dans la cavité péritonéale.

C. Etat des ovaires. — L'ovaire est toujours malade en même temps que la trompe : la communication de l'infection se fait, soit par la voie lympathique, soit à travers le péritoine. — On peut avoir un ovaire scléro-kystique ; l'ovarite corticale est caractérisée par l'atteinte des couches superficielles de l'ovaire seulement, par la production d'adhérences ; l'ovarite suppurée débute par des collections miliaires dans la substance de la glande : elles peuvent grossir et s'ouvrir dans la trompe.

Différences selon l'agent microbien. — La salpingite blennorragique se caractérise par des lésions superficielles : le gonocoque ne se rencontre que dans l'épithélium ; les autres tuniques ne sont pas atteintes et il n'y a pas d'adhérences péri-salpingiennes.

L'ovaire peut n'être pas atteint, ou bien il est entouré d'une coque d'adhérences et de fausses membranes, qu'il faut attribuer à l'écoulement du pus tubaire par le pavillon.

Dans la salpingite streptococcique, toutes les tuniques de la trompe sont envahies par le streptocoque ; l'ovaire est abcédé et atteint en entier ; des adhérences entourent et immobilisent l'ovaire et la trompe.

SYMPTÔMES FONCTIONNELS. — A. *Prodromes.* — La salpingite n'éclate jamais d'emblée; elle est précédée de phénomènes prodromiques qui tiennent à la métrite, dont la salpingite n'est que l'extension et la complication. Ce sont : une douleur d'intensité variable, nettement médiane et sus-pubienne, avec irradiations dans les lombes ; un écoulement de nature et d'intensité variables ; des troubles nerveux divers ; enfin, des phénomènes généraux d'infection plus ou moins accusés.

B. *Début.* — A cette phase prodromique, qui dure un temps variable, succède le début proprement dit de la salpingite.

Il peut être *brusque* et aigu, essentiellement caractérisé par des symptômes subjectifs de péritonite pelvienne. C'est ainsi que, à la suite d'un avortement, au cours d'une blennorragie aiguë, la malade est prise subitement de douleurs violentes dans le bas ventre, de vomissements, de constipation, avec léger ballonnement intestinal.

La symptomatologie n'est jamais grave et ne peut pas en imposer pour un début de péritonite généralisée : après deux à cinq jours, le repos, un régime et un traitement convenables amènent la disparition des troubles de péritonite, derrière lesquels se cachent les lésions de salpingite, qui en sont le point de départ.

Un *début lent* s'observe plus fréquemment; on note alors des troubles digestifs et des troubles nerveux, qui pouvaient faire errer le diagnostic, à l'époque où le tableau clinique des salpingites était moins connu. Il s'y joint d'ailleurs une série de signes qui contribuent puissamment à faire reconnaître l'affection.

C. *Etat.* — A cette période, quatre sortes de troubles sont sous la dépendance de l'affection :

Phénomènes douloureux;

Troubles de la menstruation;

Troubles digestifs;

Troubles nerveux.

La *douleur* siège dans l'une des fosses iliaques ou dans les deux; elle est plus fréquente à gauche, car la trompe gauche est plus souvent malade, sans que l'on connaisse la cause de cette prédilection.

Quand l'utérus participe à l'inflammation, la douleur est aussi médiane.

Cette douleur s'irradie à la région lombaire, dans les aines et la cuisse, particulièrement le long de la face interne jusqu'au genou ; elle s'irradie dans l'articulation sacro-iliaque et donne lieu au phénomène si pénible de la *coccydynie.*

Elle s'exaspère par la station debout, la marche, les voyages en voiture et en chemin de fer, les fatigues et les efforts de toutes sortes : le coït est quelquefois intolérable, ce qui constitue la *dyspareunie.*

La palpation du ventre exagère cette douleur, surtout la pression dans les fosses iliaques et la douleur est maxima à la décompression, quand on retire la main.

Le repos, le décubitus horizontal, une pression lente, progressive et large atténuent la douleur.

La menstruation exagère en général les douleurs; cette exagération dure parfois autant de temps que les règles; ou bien elle précède les règles de quelques jours et cesse quand le sang apparaît.

La douleur de salpingite consiste en de la pesanteur, une sensation lourde et continue, coupée par des paroxysmes aigus, lancinants, très vifs : ce sont des douleurs pseudo-névralgiques. Parfois, avec ou sans cause appréciable, surviennent des crises douloureuses très violentes, auxquelles on a donné le nom de *coliques salpingiennes :* on les a attribuées aux contractions des tuniques musculaires de la trompe en relation avec l'expulsion de produits muco-purulents.

Les *troubles de la menstruation* sont presque constants. Ils consistent rarement en de l'aménorrhée ; les ménorrhagies sont plus fréquentes ; les règles reviennent tous les 15 ou 20 jours, sont abondantes et affaiblissent beaucoup les malades.

La dysménorrhée est habituelle, comme on l'a vu.

La leucorrhée apparaît dans l'intervalle des règles, avec ses caractères habituels, selon le degré de la métrite. Parfois, on observe des crises de pyorrhée intermittente (dans les cas de salpingite profluente).

Les *troubles digestifs* consistent dans la perte de l'appétit, des vomissements, la gastralgie, la dilatation d'estomac, la dyspepsie flatulente, la constipation opiniâtre.

« Les troubles digestifs dominent tellement la scène qu'ils peuvent induire en erreur et faire méconnaître la lésion initiale. » (Bouilly.)

Les *troubles névropathiques* revêtent plusieurs types : la neurasthénie; des névralgies diverses; la courbature, la fatigue continuelle; la tristesse, la mélancolie, le caractère capricieux et impressionnable. Chez les sujets prédisposés, peuvent apparaître des troubles de nature hystérique.

Signes généraux. — L'envahissement des annexes par le pus est signalé par l'amaigrissement, l'altération des traits, la pâleur; des poussées fébriles apparaissent, tous les soirs, avec de fortes rémissions matinales; la cachexie s'établit lentement et les malades tombent dans un état misérable.

MARCHE. — DURÉE. — TERMINAISON. — La marche est essentiellement chronique, entrecoupée de poussées aiguës. Il est rare qu'une première poussée soit suivie de guérison complète. Il y a le plus souvent récidive; dès lors l'affection s'installe, sommeillant et se réveillant par des poussées de pelvi-péritonite aiguë ou subaiguë, plus ou moins rapprochées.

La durée est pour ainsi dire illimitée, quoique la ménopause puisse produire une détente remarquable.

En général, les malades conservent pendant quelque temps les attributs extérieurs de la santé; puis, affaiblies par les douleurs, les troubles digestifs, obligées de garder le repos et empêchées de suivre la vie commune, elles « deviennent de véritables infirmes ». « Quand le pus envahit les annexes, l'embonpoint disparaît à son tour, les traits s'altèrent, les poussées fébriles se multiplient et trop souvent la résorption purulente et son cortège symptomatique habituel conduisent au dernier terme de la déchéance organique et de la cachexie. »

La guérison spontanée est exceptionnelle pendant la vie génitale, alors que les congestions menstruelles apportent périodiquement un nouvel élément à l'inflammation.

La mort peut survenir, du fait d'une péritonite généralisée. Plus souvent, la cachexie est aggravée par la formation de fistules : elles s'ouvrent dans le vagin, l'utérus, la vessie, le rectum, donnent lieu à un écoulement intarissable; la poche est envahie par les infections secondaires, le bassin est comparable à une éponge de pus, et les malades meurent dans l'hecticité.

PRONOSTIC. — Il est toujours grave; « il est sérieux, même en l'absence de toute complication; car les lésions des annexes, outre qu'elles entraînent fatalement la stérilité quand elles sont bilatérales, condamnent les malades à une existence de douleurs incessantes, de troubles sans nombre, dont il est impossible de prévoir le terme. »

DIAGNOSTIC POSITIF. — Il ne peut être posé qu'à la condition de pratiquer avec soin l'examen de la femme.

L'*inspection du ventre* ne donne aucun renseignement, à part le ballonnement du ventre, surtout chez les nerveuses.

La *palpation* révèle une douleur dans les fosses iliaques, surtout à gauche, maxima à la décompression; l'épigastre est lui aussi sensible à la palpation, à cause des troubles gastriques.

On peut quelquefois sentir, au-dessus de l'arcade de Fallope, une masse indurée, fibreuse : c'est le *plastron abdominal* de Terrillon; il est dû, non seulement à la tumeur salpingienne, mais aussi à la périsalpingite et aux adhérences.

Le *toucher vaginal* sera combiné au *palper hypogastrique*, pratiqué avec les deux doigts et, si cela est nécessaire, sous chloroforme.

Il révèle que le col est intact ou plus souvent atteint de métrite et porteur d'une déchirure à gauche; le col est libre ou immobile; médian ou dévié d'un côté, collé en avant contre la symphyse par une collection du cul-de-sac de Douglas. Le corps est douloureux à la pression et par le ballottement, quand il est atteint de métrite; il est aussi augmenté de volume. Il peut être immobilisé par des adhérences, refoulé d'un côté par une tumeur, attiré en rétroflexion, facilement réductible ou non.

Les culs-de-sac ont perdu leur souplesse et leur dépressibilité habituelles ; le toucher, à leur niveau, détermine une douleur quelquefois très vive. La sensation que donnent les annexes, à travers les parois vaginales, est très variable, selon le degré et la nature des lésions. En cas de salpingite catarrhale ou interstitielle, c'est un « cordon noueux, bosselé, se dirigeant en dehors et en bas, mince en général sur le bord même de l'utérus et augmentant de volume de dedans en dehors »; ce peut être une tuméfaction, faisant saillie dans le vagin, refoulant l'utérus, dont elle est séparée par un sillon plus ou moins net, rarement mobile, fluctuante ou rénittente dans sa totalité, ou, quelquefois, dure en un point et fluctuante dans un autre. On peut, « dans le cul-de-sac postéro-latéral, sentir un corps à peu près régulier, quelquefois mobile et fuyant sous le doigt, d'une sensibilité très vive; c'est un ovaire augmenté de volume ».

Le *toucher rectal* donne des renseignements plus précis que le toucher vaginal, quand la collection siège dans le cul-de-sac de Douglas. On le pratiquera donc le plus souvent et il sera seul utilisé chez les vierges.

Diagnostic différentiel. — Deux cas sont à considérer : tantôt la tumeur tubaire est confinée dans le bassin, tantôt elle est plus développée et s'élève dans le ventre.

1° Salpingite à type de tumeur pelvienne. — Quand la tumeur est rétro-utérine, on peut croire à un utérus en rétroflexion, mais dans ce cas le corps utérin est absent au-dessus du pubis et le cathétérisme lève tous les doutes; un fibrome de la paroi postérieure de l'utérus n'est pas séparé par un sillon du corps utérin, les douleurs sont peu marquées, les poussées de pelvi-péritonite sont rares, la cavité utérine est allongée. L'hématocèle rétro-utérine suppurée a un passé spécial et, à part cela, tous les autres signes sont ceux de la salpingite.

Quand la tumeur est latéro-utérine, elle peut être simulée par un kyste du ligament large et les difficultés peuvent être insurmontables : cependant, le passé métritique, les poussées fébriles et douloureuses sont en faveur de la salpingite. La grossesse extra-utérine se caractérise, au début, par la suppression des règles, par les phénomènes sympathiques de la grossesse, par le ramollissement du col et l'hypertrophie de l'utérus; plus tard, par la présence de deux tumeurs : l'une, contractile, formée par l'utérus, l'autre kystique, dans laquelle le fœtus est vivant; s'il est mort, on a assisté aux phénomènes du faux travail.

2° Salpingite à type de tumeur abdominale. — On ne la confondra pas avec un fibrome, qui est afébrile, indolent; avec un kyste pauciloculaire, qui n'a rien de la marche aiguë, fébrile de la salpingite. Une péritonite enkystée, succédant à l'appendicite, pourrait en imposer; mais ici il y a des antécédents intestinaux et non génitaux. Une péritonite tuberculeuse, limitée au pelvis, ne sera soupçonnée telle que si l'on a, par ailleurs, des lésions tuberculeuses. Un kyste de l'ovaire suppuré ne sera distingué de la salpingite que si l'on connaissait préalablement l'existence du kyste sain.

Il est des cas où une tumeur (fibrome, kyste de

l'ovaire) élève la trompe qui est susceptible de s'enflammer : c'est ainsi qu'en position prérénale ou sous-hépatique la collection tubaire pourra être prise pour une périnéphrite, une cholécystite, etc.

Diagnostic anatomique. — Il est difficile, et on se trompe une fois sur quatre, d'après Terrier.

L'ovaire scléro-kystique donne lieu à des troubles nerveux très marqués ; il forme un petit corps, mobile, roulant sous le doigt, toujours très douloureux à la pression.

La salpingite catarrhale donne la sensation d'un cordon dur, bosselé, irrégulier.

La salpingite kystique sera considérée comme une pyo-salpinx, si elle est environnée de tissus durs, résistants, s'il y a de la pyorrhée, si l'on observe des poussées fébriles, si l'atteinte de l'état général est sérieuse ; l'hémato-salpinx est nettement fluctuante ; l'hydro-salpinx a ses parois souples, comme le sont les tissus qui l'avoisinent.

Diagnostic de la variété bactériologique. — La salpingite blennorragique donne lieu à peu de signes généraux ; la tumeur est kystique et mobile, bien limitée, guérissant assez souvent ; elle est liée, enfin, à une blennorragie dont les signes vaginaux ou utérins sont plus ou moins nets.

La salpingite streptococcique évolue au milieu des signes aigus de l'infection puerpérale : la tumeur kystique est adhérente, entourée de masses indurées de périsalpingite, elle a peu de tendance à guérir.

Traitement. — Il faut distinguer deux cas :

1° *Si la salpingite est récente*, on peut espérer amener la guérison ou du moins une amélioration très notable, sans aller jusqu'à l'ablation des trompes malades.

Les injections vaginales et rectales seront instituées, très chaudes et longtemps prolongées ; le repos surtout sera gardé au lit et l'on pourra appliquer sur le ventre, soit des cataplasmes chauds, soit une vessie de glace. La constipation sera combattue par des lavements journaliers et des purgatifs légers; contre la douleur, on emploiera les suppositoires laudanisés et belladonés.

Le curettage de l'utérus peut être préconisé; la pratique, qui consiste à le faire suivre du drainage de l'utérus, dans le but d'obtenir l'évacuation de la trompe, est, dans presque tous les cas, anatomiquement impossible.

2° *Quand la salpingite est ancienne*, si elle n'est pas kystique et provoque moins des phénomènes d'infection que des troubles douloureux, on peut combiner avec les diverses pratiques de traitement précédentes l'électricité et le massage qui donne, dans ces cas, d'excellents résultats.

Mais quand les troubles d'infection sont sérieux, quand les troubles fonctionnels rendent la vie commune complètement impossible pour la malade, il y a lieu d'opérer.

La tumeur tubaire peut être fluctuante, tombée dans le cul-de-sac de Douglas, faisant saillie au niveau de la paroi vaginale postérieure, à laquelle elle adhère fortement : la fluctuation sentie par le toucher rectal et vaginal révèle que le pus sera facilement évacué. Dès lors, deux procédés s'offrent au choix : soit la ponction avec le gros trocart de Laroyenne ; soit la colpotomie postérieure, l'ouverture large de la poche et le drainage.

Quand on suppose une salpingite unilatérale, on peut hésiter entre la voie abdominale et la voie vaginale. Par la première, on juge facilement l'état des annexes du côté opposé et on les abandonne ou on les enlève selon le cas.

Par la voie vaginale, l'ablation des annexes malades est possible et les annexes du côté opposé peuvent être attirés et suffisamment examinés.

Enfin, quand la salpingite est bilatérale, il faut pratiquer la castration; les uns préfèrent la laparotomie, qui permet de laisser une partie ou la totalité des ovaires sains et qui est moins aveugle dans les manœuvres quelquefois énergiques qu'il faut pratiquer. La voie vaginale expose moins à l'infection de la cavité péritonéale. On sera souvent autorisé à enlever l'utérus devenu inutile, surtout dans les cas de suppuration abondante et pour permettre un drainage plus efficace de la cavité pelvienne par la voie vaginale.

2. — KYSTES DE L'OVAIRE

Division. — L'ovaire peut donner lieu au développement de tumeurs multiples, les unes solides, les autres kystiques.

Anatomie pathologique. — Les *tumeurs kystiques* peuvent être divisées, avec Pozzi, en quatre classes :

I. Kystes proligères, ou proligères glandulaires.
II. Kystes proligères papillaires.
III. Kystes dermoïdes simples ou mixtes.
IV. Kystes parovariens.

I et II. Kystes proligères. — Les deux ovaires

sont en général envahis, mais le degré de développement n'est pas égal des deux côtés.

Le volume est variable et tel que l'abdomen peut être entièrement rempli.

La forme est sensiblement sphérique.

La consistance est inégale ; à côté de points à paroi mince, on trouve des places où elle est très épaisse.

La couleur de la tumeur est blanc bleuâtre, parcourue par des artères et de grosses veines.

La surface extérieure est lisse, quelquefois granuleuse et portant de petites villosités.

La surface intérieure présente des poches disposées en nombre variable : de là, la division des kystes en *aréolaires*, *multiloculaires*, *uniloculaires*.

Le *kyste uniloculaire* est constitué par une poche unique ou par un petit nombre de poches très volumineuses (*K. pauciloculaires*). La loge a pour parois une couche externe, fibreuse, une moyenne, conjonctive, une interne, formée d'un réseau capillaire et de tissu conjonctif. A la surface externe du kyste est une couche d'épithélium cubique; sur la surface interne existe un épithélium cylindrique, dont les cellules présentent la dégénérescence muqueuse et tombent dans la cavité du kyste. Sur cette surface interne se trouvent encore des végétations verruqueuses ou papillaires, constituées par nombreux vaisseaux et du tissu embryonnaire.

Dans l'épaisseur de la paroi se trouvent des tubes glandulaires, qui peuvent subir eux-mêmes la dégénérescence et la dilatation kystique.

Le *kyste proligère glandulaire* est ce dernier : l'orifice d'abouchement des tubes se ferme, la cavité se distend : de nouveaux tubes apparaissent dans l'épaisseur de la paroi et forment de nouveaux kystes.

Le *kyste proligère papillaire* se caractérise par la prolifération du tissu conjonctif, qui pousse des excroissances, remplit la cavité du kyste, fait crever sa paroi, la retourne en dehors, de telle sorte que le kyste devient proliférant par sa surface externe, verse ses produits dans le péritoine, qu'il irrite, et donne lieu à la production de foyers par greffe directe sur le péritoine.

Le contenu des kystes proligères est un liquide muqueux, épais, gélatiniforme, dans lequel on trouve des cellules caliciformes, sphériques ou rameuses, venues de la face interne du kyste. Ce liquide contient de l'albumine, de la métalbumine, de la paralbumine; il devient couleur chocolat, quand se produisent des épanchements sanguins; il devient parfois purulent.

III. Kystes dermoïdes. — Ils sont en général de petit ou de moyen volume; mais ce n'est pas une règle absolue.

Ils s'observent moins fréquemment que les kystes proligères.

Leur surface interne est formée par une membrane qui présente l'aspect et la structure de la peau. Une couche de tissu graisseux sépare cette enveloppe de la couche externe qui est fibreuse.

Sur la couche interne, existent des papilles, des glandes sébacées, des glandes sudoripares. Des cheveux peuvent y être implantés, roulés en pelotons, agglutinés par une matière grasse ou *vernix caseosa*. On y trouve aussi des os et des dents. Les dents sont irrégulières, informes, jusqu'au nombre de cent, implantées sur un maxillaire plus ou moins réussi.

Des fibres musculaires lisses ou striées, des ongles ont été rencontrés; de même de la substance nerveuse grise et des filets nerveux bien constitués.

Deux théories, surtout, sont en faveur pour expliquer la formation des kystes de l'ovaire : celle de la *parthénogénèse*, qui s'appuie sur la puissance de l'épithélium germinatif de l'ovaire ; mais elle est en désaccord avec ce fait que les kystes dermoïdes peuvent se développer en d'autres points du corps où cet épithélium n'existe pas; celle de l'*enclavement*, d'après laquelle, au cours du développement, certaines parties du blastoderme sont englobées au milieu des tissus, par une sorte de pincement et donnent lieu plus tard à la formation des tissus qui en dérivent naturellement.

IV. Kystes parovariens. — Ils se développent en dehors de l'ovaire, mais dans la région ovarienne. Il naissent surtout aux dépens du parovaire ou organe de Rosenmüller, mais aussi aux dépens de l'épovaire, des kystes de Morgagni. Les uns sont hyalins, uniloculaires, à paroi lisse, à contenu clair comme de l'eau de roche, sans albumine et ne se coagulant pas par l'eau : ce liquide est riche en chlorures. Les autres sont papillaires; quelques-uns présentent la structure des kystes dermoïdes de l'ovaire.

Ils ont, tous, pour caractéristique, de se développer entre les deux feuillets du ligament large qu'ils décollent.

Pédicule. — Les kystes de l'ovaire, quels que soient leur origine et leur volume, sont reliés aux tissus voisins par un pédicule. Il est constitué par un repli du péritoine, dans lequel cheminent les vaisseaux qui se rendent à la tumeur.

La longueur du pédicule peut être considérable,

quand il a été allongé, étiré par la tumeur s'élevant dans l'abdomen. Son épaisseur est variable.

Le pédicule fait défaut, et alors le kyste est dit *sessile* ou *inclus dans le ligament large*, surtout dans les cas de kyste parovarien, ou de kyste ovarien dermoïde.

Le kyste sessile peut décoller le péritoine, sortir de l'interstice du ligament large, aller très loin de son origine. C'est un *kyste rétropéritonéal*.

Adhérences. — A côté des kystes mobiles dans l'abdomen et ne présentant de connexions avec les viscères voisins que par leur pédicule, on voit des kystes qui ont contracté des adhérences; elles sont due aux frottements, aux irritations extérieures, à l'inflammation intérieure du kyste. Sous ces influences, l'épithélium de revêtement du kyste tombe et ces adhérences, lâches au début, deviennent de plus en plus abondantes et serrées. L'épiploon adhère au kyste et lui envoie des vaisseaux très volumineux ; l'intestin adhère en totalité à la surface du kyste. L'uretère, les vaisseaux pelviens doivent être sculptés en quelque sorte dans la paroi du kyste, si on veut l'extirper.

Ascite. — L'irritation du péritoine donne lieu à la production d'une ascite d'abondance variable; on l'observe surtout en cas de kyste végétant. La nature du liquide est assez constante : il est plus riche en matières fixes que dans le cas de cirrhose et il contient souvent des cellules typiques du kyste.

Il devient hémorrhagique en cas de tumeur maligne.

Apoplexie intrakystique. — De petites hémorrhagies peuvent se produire à l'intérieur du kyste: elles surviennent sans motif ou à l'occasion d'un traumatisme. La rupture et surtout la torsion du pédicule en sont la cause la plus habituelle. On peut ne pas trouver le lieu de la suffusion sanguine et c'est à elle que le liquide doit sa coloration brune ou chocolat.

Suppuration. — Le contenu kystique peut devenir suppuré à la suite d'une ponction septique : le voisinage de la trompe ou d'un appendice enflammés l'explique quelquefois; la torsion du pédicule y prédispose particulièrement.

Torsion du pédicule. — En cas de pédicule suffisamment long, sa torsion peut se produire. Elle se produit lentement ou brusquement. Dans le premier cas, sous l'influence de l'inflammation, des adhérences s'établissent avec les organes voisins et la tumeur continue à vivre. Dans le second cas, le néoplasme se mortifie brusquement.

Métastase. — En cas de tumeur papillaire, on voit que des parcelles de tumeur se greffent sur l'intestin, la paroi abdominale, l'épiploon, les organes plus éloignés : chaque tumeur nouvelle, séparée de son origine, se développe et évolue pour son propre compte. C'est une véritable greffe péritonéale.

Étiologie.—Age.—La plupart des kystes de l'ovaire naissent et évoluent pendant la période génitale de la vie de la femme. Cependant, certaines tumeurs débutent pendant la période fœtale, restent latentes un certain temps et évoluent plus tard sous l'influence d'une cause favorisante. Ce sont surtout les kystes dermoïdes qui présentent cette particularité et on peut être appelé à intervenir pour les enlever chez de jeunes enfants.

Symptômes fonctionnels. — Ils tiennent moins à l'existence du kyste de l'ovaire qu'à sa situation anatomique et à son rôle de corps étranger, en quelque sorte, comprimant les parties voisines. Sous ce rapport, le kyste se rapproche assez du fibrome.

I. Certains signes sont *communs* à tous les kystes et ils sont d'ailleurs peu importants.

Ce sont des *troubles de menstruation*, irréguliers, inconstants (Gallard). Tantôt les règles sont arrêtées; parfois, elles sont irrégulières, douloureuses; elles peuvent être augmentées, exagérées même, mais elles deviennent rarement inquiétantes. On peut les voir réapparaître, après l'instauration de la ménopause, comme dans le cancer utérin, et ce symptôme doit être attribué au rôle congestif du kyste sur l'appareil génital en général.

Des *douleurs* existent dans toutes les formes de tumeur, comme on verra plus loin.

Les *troubles dyspeptiques* sont de règle; ils sont variés et consistent en de l'anorexie, de la gastralgie, des vomissements : ils entrent pour une grande part dans l'amaigrissement des malades.

II. D'autres troubles sont *propres* à chaque espèce de kyste et sont réglés, d'une part, par le *siège* que le kyste occupe dans l'abdomen, d'autre part par la *façon dont il retentit sur les viscères :* foie, rein, cœur..., etc.

a) *Signes d'après le siège du kyste.*

1° *Kyste pelvien, enclavé.* — Cet enclavement est dû, soit au développement très rapide du kyste, soit à des adhérences contractées avec les parois pelviennes, soit au dédoublement du ligament large et à l'inclusion du kyste entre ses deux feuillets.

Ce qu'on sait des troubles que provoquent les fibromes permet de comprendre les troubles de compression qu'amène un kyste enclavé.

La compression des nerfs se traduit par des douleurs pseudo-névralgiques, persistantes et paroxystiques, sans points de Valleix; quelquefois par des troubles parésiques ou paraplégiques.

La compression des vaisseaux produit l'œdème, l'exagération des varices, la tendance au refroidissement.

La compression du rectum amène une constipation opiniâtre, de la stercorémie; celle de la vessie, soit de la pollakiurie, soit la rétention complète ou incomplète; celle des uretères provoque au niveau du rein les lésions de la néphrite interstitielle, rarement l'hydronéphrose: ces lésions se révèlent par des troubles d'insuffisance rénale, par l'urémie chronique, entrecoupée d'attaques aiguës, qui peuvent d'ailleurs mettre un terme à la maladie.

2° *Kyste abdominal.* — Ce kyste peut s'élever spontanément dans la grande cavité péritonéale ou y être poussé par le chirurgien qui fait cesser l'enclavement; dès lors s'atténuent tous les phénomènes de compression, lorsqu'ils existaient auparavant. Mais, à mesure qu'augmente le volume de la tumeur, les troubles de compression réapparaissent. A ceux que nous avons cités, il faut ajouter les troubles tenant à la compression de l'intestin grêle : anorexie, vomissements, cachexie; de l'estomac : dilatation, vomissements incoercibles ; du diaphragme : dyspnée, cyanose.

b) *Signes liés au retentissement sur les viscères.*

L'*urémie chronique* est connue : elle se manifeste surtout sous sa forme gastro-intestinale ou pulmonaire, avec terminaison par le coma.

Les *troubles cardiaques* sont la conséquence de

la compression des vaisseaux, avec retentissement sur le cœur gauche, ou de l'action pulmonaire réflexe, avec retentissement sur le cœur droit.

Marche. — Le *début* répond à la période sexuelle, pour la forme commune des kystes; à la période congénitale, pour les kystes dermoïdes. Il s'observe rarement après 50 ans; cependant, on peut le noter exceptionnellement après la ménopause.

L'*évolution* est en général lente et progressive; parfois elle prend une marche rapide, *galopante*.

Par moments, surviennent des *poussées*, qui sont dues, soit à la *surdistension aiguë du kyste* par un épanchement sanguin par exemple, soit à une *attaque de péritonite* : dans le premier cas, il y a augmentation du volume de la tumeur, douleur vive, signes de péritonisme; dans le second cas, mêmes signes sans augmentation de volume.

A un *stade avancé*, la malade présente la *cachexie ovarienne*. Son attitude est typique : le ventre est gros, la cambrure des reins très prononcée, les épaules sont portées en arrière, les membres sont très amaigris.

Le *facies ovarien* n'est pas spécial à cette affection : il exprime un amaigrissement considérable coexistant avec de graves préoccupations morales : les os et les muscles saillants, le front ridé, les yeux excavés, les narines dilatées et effilées, les lèvres pincées, les commissures labiales abaissées et déprimées, entourées de sillons profonds, donnent à la face un aspect caractéristique.

Durée moyenne. — Le cysto-épithéliome « tue en moins de deux ans ». (Quénu.)

Terminaison. — On peut assister à la guérison apparente par résorption partielle du contenu, par disparition de la tumeur et des signes fonctionnels : la disparition complète ne s'observe pas.

La mort survient par évolution progressive de la maladie.

La mort par complications s'observe fréquemment.

Complications. — Les unes se produisent en *dehors du kyste*, mais sous son influence. Parmi elles, il faut citer la péritonite généralisée ou localisée; l'œdème pulmonaire et l'épanchement pleural, qui sont très fréquents et non expliqués jusqu'ici (Terrier); l'ascite; l'obstruction intestinale, la pyélonéphrite, la phlébite, etc...

Les autres se produisent *dans le kyste lui-même :*

L'*hémorrhagie intrakystique* s'accompagne de douleurs violentes, de troubles de péritonisme, d'une augmentation considérable de la tumeur, de pâleur et des signes d'une abondante hémorragie.

La *torsion du pédicule* est lente ou brusque : la première ne donne que de la douleur vive, instantanée; la seconde provoque une violente réaction péritonéale, du météorisme, de l'ascite, des vomissements et souvent la mort.

La *rupture du kyste* succède à la torsion brusque, à l'hémorragie intrakystique, à un traumatisme; elle peut être spontanée. L'ouverture dans la *cavité péritonéale* provoque des accidents qui varient avec l'abondance et la nature du liquide épanché : la résorption peut se faire, l'élimination lui succède par la sueur et les urines; l'épanchement peut être enkysté par la réaction péritonéale.

L'évacuation par *les viscères voisins* nécessite la production d'adhérences : dans l'estomac elle s'accompagne de vomissements; dans l'intestin, de diarrhée abondante; l'ouverture dans le vagin ou la vessie donne lieu à des symptômes typiques; l'ouverture dans la trompe provoque la formation d'un kyste tubo-ovarien à évacuation souvent intermittente.

La *suppuration du kyste* a pour indices l'élévation de la température, la sensibilité du ventre très vive, l'apparition d'accès réguliers de fièvre intense avec frissons et sueurs.

Rapports avec la grossesse. — *Influence de la grossesse sur le kyste.* — Tous les troubles fonctionnels s'exagèrent.

Influence du kyste sur la grossesse. — Elle est très défavorable.

La stérilité est très fréquente.

On observe souvent l'avortement ou l'accouchement prématuré.

Il prédispose aux présentations vicieuses, il facilite l'insertion vicieuse du placenta.

Il est une cause de dystocie et provoque des ruptures utérines.

Symptômes physiques. — Ils sont souvent les premiers symptômes notés, car les kystes de l'ovaire ne déterminent pas le grand nombre de signes fonctionnels propres aux fibromes utérins.

Inspection. — La forme de l'abdomen n'est pas modifiée, quand le kyste est entièrement contenu dans la cavité pelvienne; il présente une voussure semblable à celle de la grossesse, quand la tumeur s'est développée sur la ligne médiane; ou bien il a une forme très spéciale, quand le siège de la tumeur est latéral et que la voussure est bossuée, à contours irréguliers.

Les veines sont dilatées pour rétablir la circulation veineuse collatérale; de même, quelquefois, les lymphatiques (lymphocèle ombilical de Kœberlé). La ligne blanche est distendue, l'ombilic saillant : on note souvent des vergetures.

Palpation. — On la pratique, la malade étendue sur le dos, la tète relevée, les épaules aussi, les cuisses modérément pliées, les muscles de la paroi bien relâchés, la vessie vidée.

L'anesthésie chloroformique sera autorisée, quand les parois sont rigides, que la douleur est trop grande.

On fait ainsi disparaître certaines tumeurs fantômes, propres aux hystériques.

On sent, soit une tumeur sphérique régulière, soit une tumeur irrégulière, de consistance solide ou liquide. On perçoit souvent de la fluctuation, la sensation de choc en retour et, si la tumeur est tendue, on sent une rénitence spéciale. Plusieurs centres de fluctuation permettent d'affirmer que la tumeur est polykystique. Le cri de neige écrasée dénote le dépolissement de la séreuse et la probabilité d'adhérences lâches entre elle et la tumeur.

Percussion. — Dans les cas types, on percevra une matité centrale avec zone tympanique périphérique : la limite supérieure de la tumeur est convexe : les flancs sont sonores et les mouvements de la malade ne modifient pas cet état de choses. S'il en est autrement, c'est que l'ascite coexiste avec la tumeur : d'ailleurs, la fluctuation de l'ascite est plus superficielle.

Auscultation. — Elle permet d'entendre les frottements péritonéaux, provoqués par les mouvements du diaphragme ou les souffles vasculaires dus à la compression des vaisseaux par la tumeur.

Toucher vaginal combiné au palper hypogas-

trique. — C'est l'exploration de choix qui permet de saisir la tumeur entre les deux mains, d'en reconnaître la forme, la consistance, les connexions ; qui permet d'apprécier la situation du col et du corps de l'utérus : il est médian ou dévié par compression de la tumeur : il peut être abaissé dans les cas de tumeur moyenne ou remonté très haut et inaccessible au doigt, en cas de tumeur très volumineuse.

Toucher rectal. — Il complète les données du toucher vaginal et permet, parfois, de sentir le pédicule.

Hystérométrie. — Elle ne révèle pas de modifications du volume de l'utérus. On ne la pratiquera que s'il n'y a aucun doute sur la vacuité de l'utérus.

Ponction exploratrice. — Elle sera autorisée dans les cas difficiles, pourvu qu'on la pratique avec une aseptie parfaite.

Mais bien souvent, quand le liquide est épais, gélatineux, elle ne donne pas de résultats.

DIAGNOSTIC. — Comme on l'a vu pour les fibromes, il faut envisager deux cas : tantôt, la tumeur est contenue entièrement dans le petit bassin ; tantôt, elle a dépassé le détroit supérieur et se développe dans l'abdomen.

1° *La tumeur est pelvienne.* — C'est dans cette variété que les troubles fonctionnels sont le plus nombreux et le plus sérieux.

a) *Elle se développe dans le cul-de-sac postérieur.*

Une *rétroflexion* s'accompagne souvent d'adhérences douloureuses.

Le cathétérisme indique la déviation et la redresse : le cul-de-sac est vide après le redressement, et la tumeur réapparaît derrière le pubis.

La *salpingite kystique* permet de sentir les inégalités et les bosselures nettement dessinées de la trompe : la trompe est douloureuse, tandis que le kyste est indolore; la salpingite est presque toujours bilatérale; elle est le siège de poussées aiguës fébriles ; elle est le si... de coliques salpingiennes, qui peuvent coïncider avec l'issue par l'utérus de pus ou d'eau plus ou moins sanglante.

Un *fibrome pédiculé postérieur* forme une tuméfaction lisse, arrondie, indépendante des annexes, s'accompagnant de métrorragies et de ménorrhagies, provoquant l'allongement de la cavité utérine.

L'hématocèle enkystée peut donner la même sensation que le kyste, mais elle a une étiologie spéciale, un début solennel et dramatique : progressivement la tumeur diminue et devient très dure.

b) *La tumeur est latéro-utérine.*

Le *fibrome* se caractérise par les signes bien connus.

Le *kyste parovarien* débute de bonne heure, son volume est modéré, il est rénittent : le liquide qu'on en retire par ponction a l'aspect de l'eau de roche.

La *grossesse tubaire* est constituée par une masse située sur les côtés de l'utérus, réunie à lui par un pédicule et séparée par un sillon très net. Avec cela on note les signes sympathiques de la grossesse.

Le *phlegmon du ligament large* se développe rapidement à la suite de l'accouchement; il s'accompagne de douleurs vives, de fièvre, d'un état général mauvais.

c) *La tumeur est anté-utérine.* — *L'antéfle-*

xion se reconnait par les mêmes signes que la rétroflexion.

2° *La tumeur est abdominale et sous-ombilicale.*

a) *Tumeur médiane.* — La *distension vesicale* sera éliminée, si l'on prend la précaution de vider préalablement la vessie.

L'*hématométrie* se développe brusquement, succède au traumatisme, à un accouchement, siège dans l'utérus, coexiste avec des signes d'anémie grave.

Les *tumeurs stercorales* ont une consistance pâteuse, sont accompagnées de troubles de la défécation, disparaissent par un purgatif.

Les *péritonites enkystées* n'ont pas de connexions avec l'utérus.

L'*utérus gravide*, pendant les quatre premiers mois, présente souvent des difficultés de diagnostic insurmontablesetdans ce cas il faut savoir attendre; en effet, les signes sympathiques de la grossesse peuvent exister au cours de l'évolution du kyste de l'ovaire.

b) *Tumeur latérale.* — Les tumeurs du rein du foie, de la rate, se différencient difficilement d'une tumeur ovarienne, soit qu'elles se luxent dans le petit bassin, soit que le kyste s'élève, à la faveur d'un long pédicule.

L'*hydronéphrose* donne lieu au ballottement rénal, elle a été précédée d'accidents lithiasiques, elle s'accompagne de troubles urinaires.

Le *rein polykystique* est une affection bilatérale, donnant le ballottement rénal,s'accompagnant de troubles urémiques.

Les *tumeurs de la rate* se caractérisent par des

échancrures profondes le long de leur bord antérieur.

3° *La tumeur remplit tout l'abdomen.* — L'*ascite libre* ne donne pas un ventre globuleux, mais un ventre de batracien; les flancs sont mats, la ligne de matité est concave en haut. La fluctuation est très superficielle, la sensation de flot plus franche. L'œdème et l'anasarque sont fréquents. On trouve au cœur, au foie, ou au rein, une maladie générale qui provoque l'ascite. Enfin, le liquide recueilli par la ponction est moins coagulable, moins riche en paralbumine que dans le kyste; il contient moins de dépôt.

L'*ascite enkystée* est souvent difficile à séparer du kyste.

Les *grosses tumeurs* à origine hépatique, rénale ou splénique, s'accompagnent de troubles caractéristiques du côté du foie, du rein ou de la rate. Elles augmentent, en se développant, de haut en bas et non de bas en haut, comme le kyste.

Les *tumeurs fibro-kystiques* de l'utérus donnent souvent lieu à l'erreur. Dans les cas les plus simples, la consistance de la tumeur, ses connexions intimes avec l'utérus, l'existence de métrorrhagies abondantes permettent le diagnostic. Mais il est des cas très difficiles, où l'étude des connexions avec la tumeur et l'hystérométrie, en révélant un agrandissement de l'utérus, en cas de fibrome, permettront le diagnostic.

Les difficultés augmentent si kyste et fibrome coexistent.

La *grossesse* à une période avancée ne peut être affirmée que si l'on note les signes de certitude : ballottement fœtal, perception par l'accoucheur des petites parties fœtales et des mouvements, audition des bruits du cœur fœtal. La difficulté s'exagère s'il y a grossesse avec hydramnios, grossesse gémellaire, grossesse extra-utérine coexistant avec une grossesse intra-utérine.

Diagnostic des complications. — La *rupture* est spontanée ou traumatique. Elle se manifeste par l'affaissement du ventre, par l'évacuation du contenu kystique par la bouche ou l'anus, si l'ouverture a eu lieu dans l'intestin. Il y a ou non tympanisme.

La *torsion du pédicule* provoque de la douleur, une sensibilité exagérée du ventre, des vomissements, du météorisme, des phénomènes d'étranglement intestinal.

La tumeur s'accroît, par suite des hémorrhagies qui s'y produisent. Des adhérences s'établissent enfin, qui sont une aggravation pour l'opération ultérieure.

La *suppuration* est annoncée par la fièvre et très difficile à différencier de la péritonite.

Traitement. — Si le kyste est inopérable, soit à cause de ses connexions trop intimes avec les organes voisins, soit à cause de la cachexie avancée de la malade, on pourra pratiquer la ponction qui prolongera la vie et diminuera les souffrances. On fait cette ponction par la voie abdominale, le vagin ou le rectum ; mais, dans ces deux derniers cas, on doit redouter l'infection.

La guérison par ce procédé est exceptionnelle, même après injection de teinture d'iode.

Le traitement chirurgical attaque le kyste par la voie abdominale ou la voie vaginale.

L'*opération par voie abdominale* comprend les temps suivants :

Incision de la paroi, de longueur suffisante.

Rupture des adhérences de la poche avec l'épiploon, l'intestin, les parois et organes pelviens.

Evacuation du kyste.

Ligature du pédicule et ablation du kyste.

Nettoyage du péritoine.

Suture de la paroi.

L'opération est plus laborieuse si le kyste est inclus dans les ligaments larges ou s'il est rétropéritonéal.

L'*ovariotomie vaginale* se pratique par ouverture du cul-de-sac postérieur et n'est possible qu'en cas de tumeur peu volumineuse et descendant assez bas.

3. — TUMEURS SOLIDES DE L'OVAIRE

Elles sont de deux ordres : les unes sont des *tumeurs bénignes*, les autres des *tumeurs malignes* ou *cancers*.

Tumeurs bénignes de l'ovaire. — ANATOMIE PATHOLOGIQUE. — Les *fibromes* constituent la classe la plus fréquente de ces tumeurs.

Ils n'occupent en général qu'un seul ovaire ; leur volume varie de celui d'un œuf à celui d'une tête d'enfant ; leur consistance est dure, élastique et leur surface plus souvent mamelonnée qu'unie.

Ils sont dus au développement du stroma conjonctif de l'ovaire, et ils étouffent le tissu noble qui s'atrophie et peut disparaître à peu près complètement.

Leur structure est purement fibreuse et on y trouve peu ou pas de fibres musculaires. Ils peuvent être creusés de cavités kystiques, comme les fibromes utérins, présenter des vaisseaux de volume considérable et ressembler par points à du tissu caverneux. Ils s'incrustent de sels calcaires, *se calcifient* et peuvent, très rarement d'ailleurs, *s'ossifier*.

La trompe est indépendante de ces tumeurs. Elles sont en général appendues à l'aileron postérieur du ligament large ; moins souvent elles dissocient ses deux feuillets et peuvent être prises alors pour un fibrome utérin.

Etiologie. — On les observe à tout âge, plus souvent chez les jeunes femmes que chez les adultes ou dans la vieillesse.

Symptômes. — Ces tumeurs restent longtemps latentes. Par suite de leur mobilité considérable, elles irritent le péritoine et provoquent de l'*ascite*.

Les *troubles fonctionnels* sont peu marqués et sont en général ceux que provoque la compression.

Les *signes physiques* sont analogues à ceux du kyste uniloculaire de l'ovaire, avec cette différence que la fluctuation est remplacée par une dureté absolue.

La *marche* de cette tumeur est lente.

Diagnostic. — Il présente souvent une grande incertitude ; on exclut le fibrome pédiculé de l'utérus par l'absence de métrorrhagies, par le volume normal de la cavité utérine, par l'indépendance de la tumeur vis-à-vis de l'utérus. L'incision exploratrice peut seule écarter l'idée d'une tumeur maligne.

Pronostic. — Il est bénin, à cause de la lenteur du développement de la tumeur.

Traitement. — Il est purement chirurgical et consiste dans l'ablation du fibrome.

4. — TUMEURS MALIGNES DE L'OVAIRE. — CANCER DE L'OVAIRE

On en rencontre deux variétés histologiques, différentes par leur structure et leur origine : le *sarcome*, le *carcinome*.

ANATOMIE PATHOLOGIQUE. — *Sarcome de l'ovaire*. — C'est une affection rare. La variété fasciculée est plus fréquemment observée que la variété encéphaloïde : on y observe souvent la formation de kystes.

Carcinome de l'ovaire. — Il se développe aux dépens du tissu noble ou de l'épithélium germinatif de Waldeyer. On observe là aussi des variétés kystiques et, comme le dit de Sinéty : « Aujourd'hui il nous semble impossible de tracer une ligne de démarcation précise entre les kystes et le cancer de l'ovaire. »

Dans l'une et l'autre forme, tout le tissu ovarien est infiltré et on observe de grosses tumeurs, atteignant le volume d'une tête d'adulte. Leur surface est irrégulière, bosselée. Elles présentent des parties dures à côté de parties molles ou fluctuantes : la coupe ouvre des cavités, remplies de matière gélatineuse, séreuse, ou sanguinolente.

Les organes voisins sont fréquemment envahis; le péritoine est semé de foyers métastatiques; les ganglions lombaires et iliaques sont infectés ; on observe des foyers à distance dans le foie, la rate, le poumon, les os.

Quelquefois, les deux ovaires sont pris, sans qu'il y ait transmission possible, par voie directe, de l'un à l'autre.

ETIOLOGIE. — Ces tumeurs s'observent à tout âge, même dans l'enfance.

SYMPTÔMES. — *L'ascite* apparaît de façon très précoce et augmente rapidement : le liquide est souvent sanguinolent. On note bientôt une tumeur dont le volume s'accroît avec une célérité que le kyste simple ne saurait présenter. La marche rapide ne permet pas de douter de la nature de la tumeur ; des douleurs spontanées assez intenses se déclarent dans la tumeur, il y a de l'œdème des membres inférieurs, les vaisseaux iliaques, les nerfs, sont comprimés, la cachexie est progressivement croissante.

PRONOSTIC. — Il est fatal, et la mort survient très rapidement.

TRAITEMENT. — Le traitement chirurgical est presque complètement délaissé : on s'appliquera à vider le kyste ou l'ascite à intervalles plus ou moins rapprochés.

5. — TUBERCULOSE GÉNITALE

ÉTIOLOGIE. — PATHOGÉNIE. — *Tuberculose génitale primitive.* — Elle s'observe quelquefois et, dans ce cas, l'appareil génital seul est envahi. *L'infection directe* est défendue par nombre d'auteurs et niée par d'autres : les moyens d'infection peuvent être un linge, une canule, le doigt du médecin, la cohabitation avec un tuberculeux. La puerpéralité et, en général, toutes les inflammations de l'appareil génital facilitent l'infection tuberculeuse directe.

Tuberculose génitale secondaire. — C'est celle qui survient pendant l'évolution d'une tuberculose viscérale quelconque; elle est beaucoup plus fréquente que la précédente.

L'infection est en général *métastatique*, le bacille

passant dans le sang et étant charrié ainsi jusqu'au système génital. Elle peut aussi se faire *par contact, par voie lymphatique, par le péritoine.*

Tuberculose de la vulve. — Elle ne s'observe que très rarement et en général chez des phtysiques pulmonaires.

Tuberculose du vagin et de la portion vaginale du col. — Elle est également rare, mais indéniable.

On peut y rencontrer des tubercules miliaires, au cours de la tuberculose aiguë. On voit quelquefois la tuberculisation primitive ou secondaire des fistules qui font communiquer le vagin avec les organes creux du voisinage.

Les ulcérations tuberculeuses du vagin ont des bords taillés à pic, inégaux, un fond déprimé, jaunâtre, recouvert d'un enduit caséeux. Au pourtour de l'ulcération existent des grains jaunes, opaques, qui sont des tubercules miliaires : on peut constater quelquefois, mais très difficilement, l'existence des bacilles de la tuberbulose, au niveau de l'exsudat qui recouvre l'ulcération, ou au niveau des tubercules, par le microscope ou mieux par l'inoculation intrapéritonéale au cobaye.

La structure histologique est celle des tubercules ordinaires et les cellules géantes y sont très nettes.

Diagnostic. — Il doit être fait avec des affections très diverses : il repose sur l'aspect de l'ulcération, l'existence des tubercules à son pourtour, la constatation de signes en général très prononcés de phtisie pulmonaire chez la malade. Le *chancre mou* a des bords taillés à pic, un fond sanieux, il provoque un écoulement odorant, donne lieu à la production de bubons; il y a en général plusieurs chancres, la lésion est inoculable au sujet et on trouve dans l'exsudat le strepto-bacille de Ducret. Le *chancre induré* ne présente qu'une ulcération superficielle, épidermique, reposant sur une base surélevée, indurée, donnant une sensation cartilagineuse spéciale : il est indolore, provoque l'apparition d'une pléiade de petits ganglions bien séparés, durs, indolores, avec un ganglion plus gros, le *préfet de l'aine* de Ricord. Le *cancer du col*, au début, a des signes fonctionnels et physiques très différents qu'on trouvera plus haut.

Traitement. — Il résidera dans la cautérisation ignée, les attouchements au chlorure de zinc, les pansements à l'iodoforme.

On incisera largement et on cautérisera les trajets fistuleux.

On pratiquera l'hystérectomie vaginale pour une ulcération même superficielle du col, si le diagnostic n'est pas douteux.

6. — TUBERCULOSE DE L'UTÉRUS

Anatomie pathologique. — On observe plusieurs formes de lésions : 1° une forme miliaire aiguë, qui n'existe que dans l'infection tuberculeuse généralisée; 2° une forme interstitielle, à signes obscurs, qui peut seulement se manifester par une rupture utérine ou par l'obstacle porté à l'accouchement; 3° une forme ulcéreuse, dans laquelle les lésions se localisent sur la muqueuse : l'aspect de celle-ci est celui de l'endométrite, avec apparition de follicules tuberculeux, de cellules géantes et de bacilles de Koch. La cavité utérine est remplie de pus, d'un magma épais et quelquefois dilatée par suite de l'occlusion du museau de tanche.

Symptômes. — Ils sont obscurs et se distinguent difficilement de ceux qui accompagnent la métrite. Aussi le diagnostic s'appuie-t-il surtout sur la coexistence d'autres manifestations tuberculeuses, au niveau des trompes et des poumons. La nature du pus, l'examen histologique, les résultats de l'inoculation au cobaye aident à différencier cette affection du cancer du corps utérin, dont les symptômes propres sont d'ailleurs assez nets.

7. — TUBERCULOSE DES OVAIRES ET DES TROMPES

Anatomie pathologique. — Les *ovaires* sont rarement pris isolément. Le plus souvent la trompe correspondante est prise conjointement.

L'ovaire droit est pris deux fois plus souvent que le gauche.

Les *trompes* sont très souvent envahies.

Leur atteinte coïncide très souvent avec la tuberculose utérine, dont la lésion tubaire est sans doute la source primitive.

La trompe malade présente un volume variable : elle peut être dilatée, au point de contenir jusqu'à deux litres de pus ; ses parois sont épaissies et le pus qui s'en écoule, à la coupe, présente tous les caractères du pus tuberculeux et est analogue à celui de la métrite bacillaire.

La trompe ainsi enflammée détermine, autour d'elle, la prolifération du péritoine : il se forme des adhérences dues à la pelvi-péritonite et des épanchements séreux, enkystés par les fausses membranes. Le péritoine peut être pris en entier, et la plèvre elle-même est envahie finalement. Ce sont les lymphatiques qui charrient l'infection ; on les a vus injectés par de la matière tuberculeuse et on sait, d'autre part, quelle est la richesse des communications lymphatiques entre la plèvre et le péritoine, à travers le diaphragme.

Les organes voisins sont souvent atteints, eux-mêmes, de tuberculose, intestin grêle, cœcum, appendice, et il est souvent difficile de dire, dans certains cas, laquelle a été la lésion primitive, de la tuberculose tubaire ou de la tuberculose cœcale par exemple : dans ce cas, la transmission de l'infection pourrait se faire, soit par simple contact, soit par voie lymphatique.

La paroi interne de la trompe révèle des tubercules visibles à l'œil nu.

L'examen microscopique montre qu'ils présentent la structure habituelle des follicules tuberculeux. Il est rare de pouvoir y déceler la présence du bacille de Koch.

Symptômes. — Ce sont ceux des salpingites non tuberculeuses et les éléments qui aident à poser le diagnostic de la nature vraie de l'affection sont, la notion des antécédents héréditaires et personnels du sujet, la constatation d'une autre manifestation tuberculeuse, pulmonaire, pleurale, péritonéale, cœcale, etc.

Traitement. — Il doit tenir compte, dans ses indications, de l'état général de santé de la malade. Si elle est phtisique, on se contentera de l'ouverture vaginale du foyer et de son drainage. Si les lésions pulmonaires sont nulles ou peu avancées, on procédera à l'extirpation totale des trompes et des ovaires par la laparotomie.

La péritonite tuberculeuse n'est pas une contre-indication, car on l'a vue, très souvent, s'amender de façon notable après l'extirpation des trompes malades.

8. — GROSSESSE EXTRA-UTÉRINE

Définition. — La *grossesse extra-utérine* ou *ectopique* (Barnes) est le développement, hors de la cavité utérine normale, de l'ovule fécondé.

Étiologie. — Pathogénie. — Toutes les causes capables de s'opposer au cheminement de l'ovule vers l'utérus, au moment de la ponte, peuvent la provoquer.

Les adhérences péritonéales empêchent l'application de la trompe sur l'ovaire : les spermatozoïdes peuvent vivre pendant un certain temps dans le péritoine, l'ovule qui y tombe est fécondé par eux et se développe. Le déplacement des annexes joue le même rôle.

Les tumeurs de voisinage, un polype intra-tubaire, s'opposent à la marche de l'ovule ; de même l'imperforation de la trompe, mais dans ce cas, le spermatozoïde vient par la trompe opposée qui est restée perméable.

L'ovule fécondé peut s'engager dans un pavillon accessoire, dans une trompe bifide et s'y développer sans issue possible.

Il est plus rare que l'ovule, après avoir suivi un trajet normal, tombe dans la cavité péritonéale par une brèche utérine, consécutive à l'opération césarienne, ou que la fécondation se produise par une fistule péritonéale consécutive à une hystérectomie vaginale, dans le cas où les ovaires ont été conservés.

ANATOMIE PATHOLOGIQUE. — **Siège de la grossesse extra-utérine.** — L'œuf se développe, dans plus de la moitié des cas, dans la trompe utérine; il se développe encore dans la cavité péritonéale ou au niveau de l'ovaire.

Grossesse ovarique. — Lawson Tait la nie; Chrobak et Martin en ont démontré l'existence. On peut reconnaître deux variétés dans cette forme : la *grossesse ovarique externe*, dans laquelle le follicule de Graaf reste ouvert, le fœtus se développe dans la cavité péritonéale, mais le placenta est fixé sur l'ovaire; la *grossesse ovarique interne*, dans laquelle le follicule, après s'être déchiré, se referme sur l'ovule fécondé et l'œuf se développe dans l'intérieur de l'ovaire, tout comme un kyste.

Grossesse péritonéale ou abdominale. — Elle s'observe, quand l'ovule fécondé est tombé dans la cavité péritonéale. Elle est *primitive*, quand l'œuf s'est greffé d'emblée sur le péritoine; elle est *secondaire*, quand l'œuf ne s'y développe qu'après rupture d'une grossesse ovarique ou tubaire.

Grossesse tubaire. — C'est la forme qu'on observe le plus fréquemment. Elle est dite *tubo-abdominale*, quand l'œuf se développe à la partie la plus externe de la trompe, au niveau du pavillon ou dans son voisinage; elle est *tubaire proprement dite*, quand il se développe au milieu de la trompe, au niveau de l'ampoule de Henle ; enfin, elle est *interstitielle*, quand le développement de l'œuf a lieu dans la portion utérine de la trompe. Cette dernière forme présente elle-même deux variétés :

utéro-interstitielle, quand l'œuf fait saillie dans la cavité utérine; tubo-interstitielle, quand il proémine exclusivement dans la trompe.

Constitution de l'œuf. — Les *enveloppes*, qui existent seules, sont l'amnios et le chorion, celles qui sont d'origine embryonnaire. Quant à la troisième, qui vient normalement de la mère et qui est la caduque utérine, sa nature varie avec le siège du développement de l'œuf. Dans la grossesse tubaire, c'est la muqueuse de la trompe; dans les autres variétés, ce sont, soit une portion de l'ovaire, soit des fausses membranes agglutinant les organes voisins.

Le *placenta* s'implante sur la trompe, l'ovaire ou les parties voisines, suivant que la grossesse est tubaire, ovarique ou abdominale. Sa forme est variable, de même son épaisseur. Le *placenta fœtal* a même structure que dans l'œuf normal; le *placenta maternel* est constitué par le développement considérable en sinus des capillaires situés au point d'implantation de l'œuf.

Etat de l'utérus. — L'utérus s'hypertrophie pendant les deux ou trois premiers mois, graduellement, et « conserve ensuite le volume d'un utérus gravide de deux mois et demi à trois mois ». Le col est ramolli, comme dans la grossesse normale et la muqueuse s'hypertrophie, se clive et pourra être expulsée, comme la caduque vraie.

Fœtus. — Le fœtus est dans l'œuf, baignant dans l'amnios.

Évolution anatomique. — Si l'on étudie la grossesse tubaire, qui est la plus commune, on voit, d'une part, l'ecto-placenta pousser des villosités qui vrillent et affaiblissent la paroi tubaire; d'autre part, à ce niveau, la paroi tubaire ne peut s'hypertrophier, comme le fait l'utérus au pourtour des sinus utérins; les vaisseaux se multiplient, se dilatent, deviennent sinusiens, et sont formés par un endothélium sans anneau musculaire; leur développement, quoique considérable, n'est pas suffisant, car il n'est pas proportionnel au développement du fœtus; aussi celui-ci meurt-il le plus souvent.

a) La *mort du fœtus* survient donc, en général, avant terme. Sa destinée ultérieure est elle-même très variable.

Il peut y avoir *résorption* complète, dans les premiers mois, et disparition complète du fœtus.

Plus tard, elle n'est plus possible; les parties molles se résorbent, les sels de chaux des os persistent, la poche persiste, il se forme un *lithopédion*.

Enfin, le fœtus peut ne subir aucune dégénérescence, il se *momifie*.

b) Après la mort du fœtus, les villosités fœtales se ratatinent, elles ne suffisent plus à occlure les sinus placentaires; il se produit une hémorrhagie, d'abord limitée, entre la paroi tubaire et la placenta; celui-ci est décollé et l'hémorrhagie devient plus abondante. Il se forme alors une *hématosalpinx*, la poche est distendue, la trompe cède au point faible, à l'insertion du placenta. Le sang s'épanche dans le péritoire : l'*hématocèle rétro-utérine* est constituée.

Dans le cas de grossesse ovarique ou péritonéale, l'hémorrhagie dans l'œuf peut s'accompagner aussi d'hématocèle.

c) La suppuration peut enfin envahir l'œuf, qui est devenu ou non hémorrhagique : l'infection vient, dans ce cas, probablement de l'intestin.

La poche suppurée tend à s'ouvrir et il se produit des fistules qui se font jour dans le péritoine, à la paroi abdominale, dans l'intestin, dans le vagin, dans l'utérus, dans la vessie, dans le rectum.

SYMPTÔMES. — Cette évolution si variable des lésions, au cours de la grossesse extra-utérine, rend compte de la diversité considérable des symptômes qu'on observe.

Si on suppose le cas, très rare d'ailleurs, où le fœtus arrive à terme sans accident, on peut diviser la marche de l'affection en trois périodes.

1° La *première période* comprend 5 mois environ et elle va du début jusqu'à la perception des signes de certitude de la grossesse.

Les *signes fonctionnels* sont de 2 sortes. Les uns sont les signes communs à tout état de grossesse : signes de présomption et de probabilité, consistant dans le gonflement et la douleur des seins, les modifications de l'humeur, la suppression des règles, etc.; les autres sont les signes propres à la grossesse extra-utérine. Ce sont des douleurs, un écoulement sanguin, des phénomènes de compression.

Les *douleurs* siègent dans le bas-ventre, s'irradient vers les aines, les lombes, le membre inférieur. Elles sont continues et présentent des paroxysmes violents. Le repos au lit les calme, tandis que la marche et le travail les exagèrent.

Les *écoulements sanguins* surviennent après 2 ou 3 mois pendant lesquels les règles ont été supprimées.

On voit alors apparaître des métrorrhagies abondantes, s'accompagnant de douleurs vives, de coliques, coexistant parfois avec l'expulsion d'une caduque : c'est à ces phénomènes que l'on donne le nom de *faux travail*.

Les hémorrhagies qui lui succèdent peuvent être si considérables qu'elles nécessitent le tamponnement.

Les *phénomènes de compression* sont analogues à ceux que provoque un fibrome, un kyste pelvien, un utérus gravide en rétroversion : ils intéressent soit le rectum, soit la vessie, soit les uretères, soit les veines, soit les nerfs.

Les *signes physiques* sont intéressants, dès cette époque.

L'*inspection* révèle l'augmentation du volume des seins, la pigmentation de la face, de l'aréole, de la ligne blanche.

La *palpation*, combinée au *toucher vaginal*, permet de constater des modifications au niveau de l'utérus et l'apparition d'une tumeur qui lui est surajoutée.

L'utérus est repoussé d'un côté du bassin, il est augmenté de volume, son col est ramolli. La tumeur surajoutée est différenciable de l'utérus, elle fait une saillie variable dans un cul-de-sac ou au-dessus du pubis; elle est douloureuse à la pression.

2° La *deuxième période* va depuis l'apparition des signes de certitude de la grossesse jusqu'à la mort du fœtus.

Les *signes fonctionnels* de la période précédente s'exagèrent.

Les *douleurs* sont plus vives, s'accompagnent de poussées de péritonite plus fréquentes. Ces poussées surviennent à intervalles variables avec ou sans cause, surtout si la malade marche et travaille.

Les *troubles de compression* s'exagèrent, de même les *métrorrhagies ;* la douleur est plus superficielle et liée à des phénomènes de péritonisme. Ces poussées sont liées à des phénomènes congestifs ou à de petites suffusions sanguines dans le kyste ou les membranes.

Les *signes physiques* deviennent plus clairs.

A l'*inspection*, le ventre a grossi, il est bilobé.

Par le toucher et la palpation, on sent nettement deux tumeurs.

L'utérus est dévié d'un côté ; il présente le volume d'un corps gravide de 3 mois environ ; sa consistance est variable, car par moments il se contracte et se durcit. Le col est ramolli.

La tumeur surajoutée est arrondie, fluctuante ou rénitente : on sent à son niveau le ballottement fœtal, les mouvements actifs du fœtus; on peut percevoir les parties fœtales.

L'*auscultation* permet d'entendre le souffle placentaire et les bruits du cœur fœtal.

3° La *troisième période* commence à la mort du fœtus. La mort peut survenir, avant que les signes de certitude aient apparu. C'est même la règle pour la grossesse tubaire, où la mort du fœtus survient au 2e ou au 3e mois.

A la mort du fœtus, se produit un ensemble de phénomènes qui constituent le *faux travail*.

Il est caractérisé par des *contractions utérines* et des *douleurs expulsives ;* par un *suintement sanguinolent*, et par l'*expulsion d'une caduque* sans émission de glaires: il y a quelquefois des métrorrhagies inquiétantes; par la *déhiscence du col* et par un léger effacement : on peut ainsi sentir que la cavité utérine est vide et qu'il n'y a pas de poche des eaux.

Ensuite surviennent des phénomènes sympathiques analogues à ceux qui suivent l'accouchement normal.

Les troubles sympathiques de la grossesse disparaissent, la montée du lait se produit, les règles redeviennent régulières, il n'y a plus de douleurs et on ne sent plus les mouvements du fœtus.

4° Les *suites* sont variables : tantôt excellentes, quand l'enfant se résorbe, se transforme en lithopédion bien toléré; plus mauvaises, quand se produit, soit une hémorrhagie avec hématocèle rétro-utérine, soit la suppuration du kyste.

L'hématocèle sera étudiée plus loin.

La *suppuration* du kyste est annoncée par l'exagération des douleurs à son niveau, par l'apparition de frissons répétés, par des accès de fièvre vespéraux résistant à la quinine, par le teint pâle et terreux, le facies amaigri, par la diarrhée.

La collection tend à s'ouvrir : l'ouverture dans le péritoine, si elle n'est pas limitée par des adhérences protectrices et bornant l'inflammation, est suivie de péritonite suraiguë, généralisée et très rapidement mortelle. Souvent le kyste a contracté des adhérences avec les organes voisins et il s'ouvre dans leur cavité.

L'ouverture à la *paroi abdominale* se produit au voisinage de l'ombilic ; elle donne lieu à l'expulsion de pus fétide, au milieu duquel on trouve des os, des fragments de membranes et de placenta. En général cette évacuation se produit lentement et exige l'intervention du chirurgien pour agrandir la fistule.

L'ouverture dans le *rectum* est précédée de troubles de rectite : envies fréquentes et fausses, émission de glaires, ténesme : la défécation est laborieuse et douloureuse. Au moment de l'ouverture, sont expulsés des débris de volume variable, des fragments de squelette, mêlés à un pus sanguinolent et horriblement fétide. Il est rare que l'état général reste bon et que la fistule se ferme; plus souvent les symptômes de septicémie se déclarent, la malade maigrit, présente des sueurs profuses et de la fièvre : elle succombe, après une période de cachexie plus ou moins longue.

L'ouverture *dans la vessie* s'accompagne de cystite purulente et quelquefois de troubles rénaux.

L'ouverture dans le *vagin* est plus favorable.

L'ouverture dans l'*utérus* est exceptionnelle.

L'ouverture peut se faire dans plusieurs organes à la fois et elle donne lieu à des fistules complexes qui sont intestino-vaginales, intestino-vésicales, etc.

Diagnostic différentiel. — 1° *A la première période*. Il est en général difficile.

La *grossesse normale* se différencie difficilement de la grossesse extra-utérine, car dans les deux existent les mêmes phénomènes sympathiques. Mais la persistance d'un écoulement sanguin, la présence d'une tumeur accolée à l'utérus, l'augmentation du volume de cet utérus, non en rapport avec l'âge de la gestation, seront les éléments de différenciation.

L'*avortement* peut être supposé, à cause des douleurs, des coliques, des hémorrhagies qu'accompagne l'expulsion d'une caduque; au bout de quelques jours, les troubles sympathiques cessent, mais il persiste une tumeur accolée à l'utérus, en cas de grossesse ectopique, non dans le cas de simple fausse couche.

L'*utérus gravide en rétroversion* provoque lui aussi les phénomènes sympathiques de la grossesse, donne lieu à des symptômes graves de compression des uretères ou du rectum, provoque des douleurs violentes. Mais le corps utérin fait défaut à sa place normale, on peut établir les connexions étroites du col et du corps en rétroversion; il n'y a pas de tumeur surajoutée. En tous cas, on devra proscrire le cathétérisme employé comme moyen de diagnostic.

Un *fibrome* donne, lui aussi, lieu à des hémorragies, à des troubles de compression : les signes physiques se rapprochent de ceux de la grossesse extra-utérine si le fibrome se développe à la face postérieure de l'utérus. Mais, dans ce cas, la tumeur est dure et non fluctuante, ni rénitente, le col n'est pas ramolli, les métrorrhagies sont plus abondantes.

La *salpingite* présente une poche, au niveau de laquelle la fluctuation varie avec l'importance des adhérences qu'elle a contractées avec les organes voisins. Aussi le diagnostic est-il souvent très difficile à poser. Cependant la salpingite est précédée de troubles de métrite, la tumeur est douloureuse, le col et le corps utérin n'ont pas subi de modification caractéristique, il y a souvent de la fièvre et un état général spécial lié à l'infection.

Un kyste du ligament large ne s'accompagne d'aucune modification du côté de l'utérus, il n'y a pas les troubles sympathiques de la grossesse et le tableau clinique ne ressemble en rien à celui de la grossesse extra-utérine.

2° *A la deuxième période*, le diagnostic est plus aisé.

La *grossesse normale* ne présente pas de tumeur surajoutée à la tumeur utérine.

La *grossesse compliquée* de fibrome, de kyste

ovarique, qui simulent le kyste fœtal, peut tromper au premier abord.

Mais ici le fœtus est dans l'utérus, non dans la poche à lui annexée et le volume de l'utérus est proportionné à l'âge de la grossesse, ce qui n'existe pas dans la grossesse extra-utérine.

3° *A la troisième période*, au moment du faux travail, on peut croire à l'*avortement*. Mais, dans ce dernier cas, on trouvera souvent le fœtus contenu dans l'œuf, l'utérus reviendra à son volume normal, tandis que dans la grossesse extra-utérine les signes physiques persistent.

L'*accouchement normal* se caractérise, au début, par un écoulement de glaires, et non par une hémorrhagie, le col s'efface d'abord complètement, puis il se dilate et on sent alors la poche des eaux. Rien de tout cela n'existe dans le faux travail de la grossesse extra-utérine.

On pensera quelquefois qu'il y a eu *rétrocession du travail dans un accouchement normal*, mais la cessation des troubles sympathiques, la montée du lait, la réapparition des règles caractérisent suffisamment la grossesse extra-utérine.

Diagnostic des complications. — L'*hématocèle* présente un ensemble de signes très nets, que l'on verra plus loin (p. 236).

La *suppuration* du kyste fœtal, dont l'existence était d'abord connue, se trahit par l'apparition de la fièvre, des frissons vespéraux, d'un état général mauvais. Si le kyste était ignoré, il est très difficile de savoir si l'on a affaire à un kyste ovarique suppuré, à une hématocèle enflammée, à une salpingite.

A la période de fistules, on pourra remonter à la

cause, par un interrogatoire très serré et par l'examen du pus expulsé, contenant des débris de l'œuf ou des parties du fœtus.

PRONOSTIC. — 1° *Pour le fœtus.* — Il est très grave, car il est rare que la grossesse évolue jusqu'au 7e ou au 8e mois.

Cependant, quand elle arrive jusqu'à cette période, il est légitime de tenter de sauver, à la fois, la mère et l'enfant. Cependant, en règle générale, la mort du fœtus survient du 2e au 3e mois.

2° *Pour la mère.* — *Pendant la 1re période.* — Il faut craindre la rupture du kyste, la production d'une hématocèle : cette époque est la plus favorable pour l'intervention.

Pendant la 2e et la 3e période. — Le pronostic s'aggrave en raison des complications plus fréquentes et du danger plus grand que fait courir l'intervention opératoire.

TRAITEMENT. — Le traitement médical a vécu et, seul, le traitement chirurgical est aujourd'hui en faveur.

L'indication d'opérer varie suivant l'époque où se trouve arrivée la grossesse extra-utérine, quand la malade vient consulter le chirurgien.

A la première période. — On ne laissera pas évoluer la grossesse, car l'espoir de retirer plus tard un enfant viable serait, en définitive, presque fatalement déçu. D'autre part, l'imminence du danger que cette affection fait courir à la mère impose l'obligation d'opérer sans retard. Le kyste fœtal sera donc considéré comme un néoplasme et extirpé.

A la deuxième période. — L'état de la mère fixera l'instant de l'intervention. S'il est satisfaisant, on attendra que l'enfant soit viable et on se tiendra prêt à intervenir d'urgence, si l'occasion se présentait. Mais si la mère s'affaiblit, si sa vie est menacée, on opérera sans retard.

A la troisième période. — Le fœtus est mort; il n'est pas question d'enfant à sauver et on se laissera guider par les circonstances.

Les *procédés opératoires* varient avec chaque chirurgien et avec l'état anatomique du kyste fœtal.

A la première période. — Le procédé de choix réside dans l'extirpation complète du kyste.

A la deuxième période. — Si l'enfant est viable, on pratique la laparotomie. La paroi abdominale est incisée, le kyste ouvert et l'enfant extrait rapidement : on place une ligature sur le cordon qu'on coupe. Le traitement du kyste se fait par deux procédés : la plupart des chirurgiens marsupialisent la poche, la bourrent de gaze et laissent le placenta s'éliminer spontanément. Sans doute cette élimination est lente à se produire et la suppuration abondante; mais ce procédé est moins dangereux que celui qui consiste à enlever la poche et à extirper le placenta. En effet, il n'y a pas ici de fibres musculaires produisant l'occlusion des vaisseaux, ces « ligatures vivantes », qui existent au niveau du corps utérin : aussi observe-t-on souvent des hémorragies très abondantes et quelquefois mortelles. Quand l'enfant n'est pas viable, on évacue le kyste par laparotomie ou par la voie vaginale, selon le volume, le siège et les connexions que présente ce kyste.

A la troisième période — On interviendra également, avant l'apparition de toute complication, si cela est possible, soit par la voie abdominale, soit par la voie vaginale.

Quand une complication apparaît, il faut intervenir sans retard. En cas d'inondation péritonéale, on ouvre le ventre et on lie le vaisseau qui donne du sang.

Si le kyste est suppuré, on ouvre rapidement par l'abdomen ou le vagin.

S'il est suppuré et spontanément ouvert, on agrandit l'orifice pour faciliter son évacuation : le traitement curatif des fistules établies variera avec leur siège.

0. — HÉMATOCÈLE RÉTRO-UTÉRINE

Définition. — Ce terme a été créé par Nélaton. La même affection a été appelée *hématocèle péri-utérine* par Gallard, *pelvienne* par Mac-Clintock, *circum-utérine* par Sinéty.

On doit entendre, sous ces diverses appellations, toute hémorragie, d'origine génitale, qui s'épanche dans le péritoine de la femme. L'hématocèle extra-péritonéale est exclue de cette classe et doit être rangée dans celle des hématomes.

Les hémorragies péritonéales libres, « l'*inondation péritonéale* », représentent le premier stade de l'affection : le sang est libre d'abord, puis il s'enkyste, par suite des adhérences qui l'emprisonnent : aussi l'hémorrhagie péritonéale doit-elle être décrite avec l'hématocèle, quoiqu'elle en diffère au point de vue clinique, pronostique et thérapeutique. Ce sont, en effet, « deux stades successifs d'un même phénomène pathologique ».

Enfin, le terme d'*hématocèle rétro-utérine* s'applique à la variété clinique qu'on observe le plus fréquemment.

Pathogénie. — Il semble que l'hémorrhagie puisse provenir des sources suivantes :

1° le péritoine pelvien,
2° les plexus variqueux péri-utérins,
3° l'ovaire,
4° la trompe.

1° Le *péritoine pelvien* n'est pas le siège d'une exhalaison sanguine aiguë, comme le voulaient Tardieu et Jousset. Ferber et Virchow ont décrit une pachy-pelvi-péritonite hémorrhagique. Mais cette affection ne présente ni les lésions, ni le tableau clinique de l'hématocèle ; il s'agit plutôt de petites suffusions sanguines sans importance, au sein de fausses membranes préexistantes.

D'ailleurs cette pelvi-péritonite, considérée comme primitive par Besnier et Bernutz, est une inflammation de protection, secondaire à une salpingo-ovarite. Elle a pour résultat très favorable, non pas de produire l'hémorrhagie, mais de la limiter.

2° Les *plexus veineux péri-utérins* ont été incriminés par Richet et Devalz. Ces auteurs ont supposé que la rupture de varices utéro-ovariennes pouvait provoquer une hématocèle. Il semble que ce qu'on a pris pour des plexus variqueux n'était rien autre que des diverticules de la muqueuse tubaire, développés sous l'influence d'une grossesse extra-utérine.

3° L'*ovaire* ne peut provoquer l'hématocèle par la *rupture de l'ovisac* et l'épanchement de son contenu dans le péritoine : car la quantité de sang ainsi épanché ne dépasse pas 2 à 3 grammes.

Quelquefois, au niveau d'un *ovaire scléro-kystique*, peut se produire une hémorrhagie interstitielle et secondairement une hémorrhagie intrapéritonéale:

assez souvent la *grossesse ovarienne* donne lieu, après rupture du kyste fœtal, à l'hématocèle.

4° La *trompe* est incriminée le plus souvent. Rarement le péritoine est envahi par *reflux du sang menstruel*, soit par suite d'une malformation utérine, soit au cours d'une dysménorrhée membraneuse.

On conçoit que la rupture d'une *hématosalpingite* puisse provoquer l'hématocèle. Mais le plus souvent c'est à la suite de la *grossesse tubaire* que l'hémorrhagie pelvienne se produit, dans 99 cas sur 100. Par quel mécanisme la grossesse tubaire conduit-elle à l'hématocèle? Au niveau de la trompe, la paroi est amincie par la distension que lui impose l'accroissement du kyste fœtal; elle est vrillée, affaiblie par les bourgeons de l'endo-placenta; sa vascularisation augmente, mais pas assez pour répondre aux besoins du fœtus; ces vaisseaux néoformés ne possèdent pas de ligatures musculaires. Au niveau de l'œuf, le fœtus se développe, mais il meurt par suite d'une vascularisation insuffisante, les villosités placentaires se fanent, débouchent les lacs maternels : « ces conditions déplorables, sous l'influence d'une congestion menstruelle ou sexuelle, d'un choc, d'un effort, nous conduisent à trois terminaisons différentes : l'hématosalpinx, l'avortement tubaire, la rupture tubaire. » (Cestan.)

L'hématosalpinx est l'épanchement de sang dans la trompe et autour de l'œuf par décollement partiel du placenta. Il tend à se résorber et il provoque autour de lui des adhérences : aussi, s'il se rompt secondairement, l'hémorrhagie sera de peu d'importance.

L'avortement tubaire est l'expulsion de l'œuf

qui peut se faire, soit dans l'utérus, soit dans le péritoine par l'ostium uterinum : l'hémorrhagie est nulle quand, dans ce dernier cas, l'œuf est expulsé complètement ; elle est abondante et souvent répétée, quand l'œuf reste au niveau de l'orifice.

La *rupture tubaire*. C'est l'accident qu'on observe le plus fréquemment et qui est le plus à craindre. Elle se produit de la 4e à la 12e semaine de la grossesse. Elle peut être secondaire à une hématosalpinx, qui a provoqué des adhérences de pelvi-péritonite autour de la trompe, lesquelles limitent l'épanchement qui sera de moyenne ou de faible importance. La déchirure siège au point le plus faible, à l'attache du placenta. Quand il n'y a pas eu d'hématosalpinx préalable, la rupture tubaire est primitive, il n'y a pas d'adhérences autour de la trompe et l'hémorrhagie est très abondante, car rien ne tend à la faire cesser : de plus, elle se répète très fréquemment, car le placenta ne se détache pas tout d'un coup, mais seulement par parties successives et reste longtemps engagé dans l'orifice de la rupture.

On peut dire que, en résumé, « exception faite pour quelques cas prouvés d'hémorrhagie ovarienne ou d'hématosalpingite vraie, on a partout retrouvé la grossesse ectopique et la part de la grossesse tubaire est si large qu'elle doit être considérée pratiquement comme la seule et la vraie cause des hémorragies pelviennes, selon deux modes : avortement ou rupture. » (Cestan.)

Anatomie pathologique. — On peut se rendre compte, à l'autopsie ou bien sur la table d'opération, que les choses se présentent de deux façons. Ou bien il y a *inondation péritonéale* : le péritoine contient deux à quatre litres de sang, s'infiltrant entre les anses intestinales, descendant dans le petit bassin, remplissant les fosses iliaques, sans aucune trace d'enkystement; ou bien l'*hématocèle est enkystée:* elle siège le plus souvent dans le cul-de-sac rétro-utérin; elle est préutérine, quand, en général, le Douglas est fermé par des adhérences; elle est latéro-utérine, en cas de situation anormale de la trompe; on l'a vue occuper une situation élevée et éloignée du petit bassin.

La quantité de sang est variable, plus grande au début qu'à un stade avancé de l'affection. Sa couleur, sa consistance se modifient beaucoup avec le temps. Il est contenu dans une poche que forment les organes voisins, fortement accolés par des adhérences : face postérieure de l'utérus, rectum, intestin grêle, épiploon..., etc.

Symptômes. — Début. — Il peut se faire sous trois modes :

1° Inondation péritonéale sans enkystement;

2° Epanchement considérable qui s'enkyste;

3° Epanchement léger.

1° L'*inondation péritonéale* se produit elle-même dans deux circonstances très différentes, selon qu'il y a eu ou non des signes précurseurs de grossesse extra-utérine.

a) Quand ces signes n'ont pas existé, l'accident survient en général à l'époque des règles, qui provoquent une vive congestion des organes pelviens. La femme éprouve subitement une douleur très violente dans le bas ventre, suivie de ballonnement du ventre et de vomissements; le pouls est incomptable, la pâleur est extrême, la température est abaissée, les extrémités se refroidissent et la malade tombe dans un état lipothymique, auquel une syncope mortelle peut venir mettre fin. C'est là le début « cataclysmique » de Barnes, « dramatique » de Bernutz. La douleur est très violente, localisée au bassin et irradiée dans les lombes, la vessie, les cuisses, le rectum. Il semble aux malades que quelque chose se décroche en elles. Elles peuvent éprouver une sensation de chaleur spéciale, celle du sang chaud épanché dans l'abdomen.

Divers signes de péritonisme sont liés à la réaction du péritoine : tels les vomissements, le ballonnement du ventre, la constipation, le refroidissement des extrémités, le facies grippé, la douleur exquise du ventre.

L'abondance de l'hémorrhagie explique que le pouls est fréquent, petit, filiforme, incomptable. La température tombe au-dessous de la normale et les jours suivants elle se relève, sans qu'il y ait infection ni suppuration : cette élévation est due à la résorption de toxines hématiques.

Les muqueuses se décolorent.

b) Quand l'hémorrhagie est précédée des signes de la grossesse extra-utérine, on observe, outre les symptômes de la grossesse en général, ceux qui caractérisent la grossesse ectopique : douleurs, hémorrhagies, troubles de compression.

Puis surviennent en général les troubles qui constituent le faux travail : « pertes abondantes et prolongées, caractéristiques, d'un sang brun chocolat, rouillé, mêlé de caillots à odeur lochiale ; parfois rejet d'une caduque, le plus souvent inaperçue, expulsion plus rare encore de débris ovulaires, venus de la trompe, presque toujours masqués par les métrorrhagies. »

C'est deux ou trois jours après ces phénomènes

que se produit l'inondation péritonéale avec son saisissant tableau clinique. Dans ce cas, bien que la rupture tubaire soit secondaire à l'hémorrhagie intrakystique, il ne s'est pas formé d'adhérences limitant l'hémorrhagie.

2° L'épanchement, considérable au début, mais qui s'enkyste rapidement, donne lieu aux mêmes symptômes que l'inondation péritonéale; mais ils sont très atténués. En général, dans ce cas, il y a eu formation d'adhérences au pourtour de la trompe.

3° L'épanchement peut être léger, se produire lentement, insidieusement, progressivement, sans provoquer à aucun moment des symptômes alarmants. Il est dû à un avortement tubaire dans lequel le sang n'envahit le péritoine que par petites quantités successives.

Etat. — Les symptômes fonctionnels du début s'amendent dans les formes à début rapide.

Souvent alors apparaissent des troubles de compression, laquelle s'exerce sur les nerfs, les vaisseaux ou les viscères du petit bassin. Elle détermine des douleurs pseudo-névralgiques dans les membres inférieurs, de la constipation opiniâtre et quelquefois l'étranglement interne, de la dysurie ou de l'anurie, de l'œdème des membres inférieurs ou des organes génitaux externes.

Les *signes physiques* ont une importance considérable. L'inspection révèle rarement une modification dans la forme du ventre.

La palpation permet de sentir une tuméfaction généralement médiane, fluctuante ou rénitente, pouvant arriver jusqu'à l'ombilic. Elle peut occuper des sièges plus rares, se développer dans une fosse iliaque, dans la région lombaire, sous le diaphragme.

Le toucher vaginal combiné au palper montre que le col utérin est ramolli, collé en avant contre la symphyse pubienne, souvent surélevé et difficilement atteint par le doigt. Le cul-de-sac postérieur est effacé ou même saillant, bombe dans le vagin ; au début, la tuméfaction est liquide et souvent le doigt vaginal renvoie la fluctuation à la main abdominale. Plus tard, cette saillie diminue, prend une consistance inégale, dure en certains points, molle en d'autres; enfin, après résorption de l'épanchement liquide, elle devient d'une dureté ligneuse.

Le toucher rectal est très instructif, surtout combiné au toucher vaginal et au palper abdominal. Il est rare que l'utérus soit porté en arrière ou latéralement par une collection pré ou latéro-utérine.

L'examen au spéculum montre que la paroi vaginale postérieure, là où elle fait saillie, est violacée, quelquefois ecchymotique.

Terminaison. — La mort peut survenir rapidement, en quelques heures, dans les cas d'inondation péritonéale, avec épanchement de sang très abondant.

Si la malade survit, il peut se produire une résorption spontanée : « la tumeur diminue de volume, par retraits successifs, se produisant au moment des règles, tandis que, dans leur intervalle, elle reste stationnaire. » Il est rare que la résorption soit totale ; plus souvent, il reste un noyau très dur, ligneux, qu'il est souvent difficile de rattacher à sa vraie cause, si les commémoratifs font défaut ou si son établissement a été lent.

Cette évolution vers la résorption peut d'ailleurs être interrompue, pendant les premiers jours qui suivent les accidents du début, par de nouvelles poussées qui sont dues à des épanchements légers de sang.

Ce noyau dur, de volume variable, peut provoquer des troubles de compression sérieux : agissant sur le rectum, il est une cause de constipation opiniâtre, allant jusqu'à la stercorémie lente et à l'obstruction chronique. Parfois éclatent les graves accidents de l'obstruction intestinale aiguë.

Son action sur la vessie se manifeste par de la dysurie, de la pollakiurie; par la rétention incomplète sans distension, quelquefois par des accidents sérieux de rétention complète aiguë, à laquelle succède à la longue l'incontinence vraie par rétention.

Les uretères sont comprimés, dilatés au-dessus du point sténosé; les reins souffrent, se congestionnent, présentent les lésions de la néphrite chronique ou plus rarement de l'hydronéphrose : on observe d'abord de la polyurie; le cœur gauche est touché, il y a un bruit de galop; puis surviennent les accidents de l'urémie chronique, coupés à un moment donné par une crise grave d'urémie aiguë, terminés par le coma.

Des douleurs paroxystiques dans les membres inférieurs trahissent la compression des nerfs; l'œdème et les varices, la compression des veines.

La marche de l'affection est tout à fait différente quand la suppuration envahit la poche. Son infection se trahit par l'élévation de la température, les frissons répétés, les vomissements, le ballonnement du ventre, la diarrhée, l'affaiblissement de l'état général.

La collection suppurée tend à s'ouvrir dans les organes creux du voisinage, et elle crée ainsi des fistules plus ou moins persistantes.

Son ouverture dans le rectum est précédée des

signes de la rectite glaireuse : ténesme, envies fréquentes, fausses envies, selles glaireuses; puis la malade expulse, par une selle, des matières brunâtres; semblables « à de la mélasse ou à de l'encre sépia ». Elles sont striées de pus et répandent une odeur infecte. La poche peut quelquefois se vider complètement et se refermer par accollement de ses parois. Plus souvent elle est envahie par les infections secondaires, la suppuration augmente, dure indéfiniment et la malade se cachectise, en proie à la septicémie chronique.

L'ouverture peut se produire par le vagin, terminaison qui est beaucoup plus favorable que les précédentes.

Il est rare de voir l'ouverture se produire au niveau de la paroi abdominale ou de la vessie : dans ce dernier cas, éclate une cystite purulente avec ou sans extension aux reins.

L'ouverture dans le péritoine est suivie d'une péritonite rapidement mortelle.

Les fistules peuvent être complexes et intéresser plusieurs organes à la fois : fistules recto-vaginales, vésico-vaginales, etc.

Pronostic. — L'hématocèle rétro-utérine est donc une affection grave, qui bénéficiera beaucoup, en général, d'un diagnostic précocement posé et d'une intervention pratiquée à temps.

Diagnostic. — Le diagnostic de l'hématocèle rétro-utérine doit être posé à trois périodes bien différentes : *au début*, au moment de l'ictus péritonéal ; *à la période d'état*, où l'affection est chronique; *à la période des complications*.

A. *Diagnostic au début*. — Il faut distinguer trois conditions spéciales (Cestan), trois cas bien différents :

1° Les phénomènes douloureux l'emportent.

On peut penser à *des coliques* diverses : néphrétiques, hépatiques, saturnines, intestinales; mais elles ont chacune leurs points douloureux particuliers, elles s'accompagnent de phénomènes spéciaux pour chaque variété; il n'y a pas les signes physiques propres à l'hématocèle.

L'*empoisonnement* par divers éléments sera reconnu par les commémoratifs, par l'examen des matières vomies dont l'aspect, la couleur, l'odeur trahiront certains poisons, par la constatation de troubles propres à chaque cas, par l'absence de signes physiques.

L'*étranglement interne* a pour lui l'arrêt absolu des matières et des gaz, les vomissements fécaloïdes, la forme spéciale du ballonnement abdominal, l'absence de signes physiques.

La *péritonite par perforation* ne s'accompagne pas de signes physiques du côté du pelvis.

L'*appendicite* s'accompagne de douleur au point de Mac Burney, dans la fosse iliaque droite; quand il y a une collection, elle occupe la fosse iliaque droite et non le bassin. Les autres signes ne sont pas, d'ailleurs, ceux de l'hématocèle.

2° Il y a douleur et signes d'hémorrhagie interne.

La *torsion d'un kyste de l'ovaire* a pour elle la forme et le siège de la tumeur, l'absence de signes physiques au niveau du cul-de-sac postérieur, la notion de l'existence antérieure du kyste de l'ovaire.

La *perforation d'un ulcère de l'estomac* avec épanchement de son contenu dans le péritoine s'accompagne d'une douleur plus haut placée, d'une sensibilité exquise du ventre sous les fausses côtes, de la nullité des signes pelviens.

3° La tumeur occupe un siège anormal.

Dans ce cas, il faut se baser sur le mode de début, l'évolution, les signes concomitants, pour différencier l'hématocèle des collections à origine stomacale, rénale, hépatique..., etc.

B. *Diagnostic à la période d'état.* — 1° Si la tumeur est fluctuante, il faut, par les commémoratifs, les signes concomitants, l'évolution, les connexions de la tumeur avec l'utérus et les annexes, la différencier d'un kyste de l'ovaire ou du ligament large, d'une hydro ou d'une hémato-salpinx, d'un kyste dermoïde, d'une grossesse extra-utérine en pleine évolution et non encore rompue.

2° Si la tumeur est dure et solide, on tâchera, par le même moyen, de ne pas la confondre avec un utérus gravide en rétroflexion, un fibrome de la paroi postérieure de l'utérus, une vieille salpingite scléreuse.

« Quant à savoir si l'hématocèle est ou non habitée, c'est-à-dire contient ou ne contient pas un œuf, un fœtus, un placenta, c'est là un diagnostic presque impossible et qui est loin, du reste, d'avoir l'importance qu'on a voulu lui donner. En réalité, l'embryon se résorbe très rapidement au milieu des caillots, il est en quelque sorte digéré. »

C. *Diagnostic des complications.* — Il importe de différencier l'hématocèle suppurée, située à sa place normale, d'une salpingite aiguë, ou d'un kyste ovarique suppuré.

Quand elle occupe un siège anormal, il peut être difficile de ne pas rapporter les accidents à un abcès périappendiculaire, à un phlegmon périnéphrétique..., etc.

Traitement. — Le traitement de l'hématocèle est

presque toujours chirurgical, à quelque époque qu'elle se présente. Mais les procédés opératoires varient suivant le moment où l'on est appelé à intervenir, suivant que le sang est ou n'est pas enkysté, suivant que le contenu de la poche est ou non suppuré.

Quand la tumeur n'est pas enkystée, c'est-à-dire au début, et en cas d'inondation péritonéale, d'hémorrhagie grave, il faut pratiquer une laparotomie d'urgence. On va à la recherche du vaisseau qui donne le sang et on le lie. Après cela, on peut pratiquer des injections intra-veineuses de sérum, administrer la caféine, l'alcool, pour relever l'état général.

Si l'hémorrhagie paraît moins grave et moins inquiétante, dès son début, on peut se contenter d'un traitement médical : il réside dans le repos absolu, l'application d'une large vessie de glace sur le ventre; le vagin sera tenu antiseptique. On sera prêt à intervenir, si les accidents persistent ou s'aggravent.

Quand l'épanchement est enkysté, il faut intervenir également pour l'évacuer et pour prévenir son infection.

Deux voies sont également prônées :

Par la voie abdominale, on fait un nettoyage plus complet du bassin, on peut extirper complètement la poche, on peut enlever la trompe malade et arrêter l'hémorrhagie, si elle persiste. Mais l'ablation totale de la poche peut être impossible, sa marsupialisation expose à la suppuration prolongée.

Par la voie vaginale, on peut se contenter d'une large incision du cul-de-sac postérieur, là où il proémine, on curette la poche, on la draine et on empêche son infection par une bonne antisepsie :

l'inconvénient de cette méthode est que le nettoyage est incomplet, l'hémorrhagie impossible à arrêter et l'infection de la poche presque fatale.

Après suppuration, le kyste sera toujours ouvert de préférence par la voie vaginale.

« L'hématocèle à prédominence nettement abdominale, à siège anormal, et l'hématocèle encore en voie d'accroissement relèvent de la laparotomie; l'hématocèle retro-utérine, arrêtée définitivement dans son saignement, relève de la colpotomie. » On peut en dire autant de l'hématocèle suppurée.

VII. — TROUBLES DE LA MENSTRUATION

1. — MÉTRORRHAGIES

Définition. — La métrorrhagie est l'hémorrhagie de l'utérus.

Il faut en exclure les hémorrhagies fonctionnelles, c'est-à-dire celles qui sont liées à l'explusion normale de l'ovule et du placenta. Celles-ci peuvent cependant devenir pathologiques par leur abondance ou leur répétition.

On désigne sous le nom de *ménorrhagies* les hémorrhagies pathologiques qui accompagnent l'ovulation; toutes les autres sont comprises sous le nom générique de *métrorrhagies*.

Description. — *Prodromes*. — Souvent des prodromes précèdent les métrorrhagies : ce sont des douleurs sourdes dans les reins, l'hypogastre, la région sacrée, des tiraillements lombaires, une sensation de plénitude abdominale, de pesanteur pelvienne, qui trahissent la congestion intense de tout l'appareil génital.

A cela se joignent souvent la tuméfaction douloureuse des mamelles, la céphalalgie, la lourdeur, l'obtusion des idées, des palpitations, l'irritabilité extrême du système nerveux, les vertiges, les défaillances, la tendance irrésistible au sommeil.

Mais il arrive souvent que ces prodromes n'existent

pas et la métrorrhagie est brusque, éclate « comme un coup de tonnerre dans un ciel serein ».

Début. — Il est lent et progressif ou brusque.

Dans le premier cas, il se produit un léger écoulement sanguin, d'abord peu abondant, qui augmente ensuite d'intensité et arrive, en quelques heures ou en quelques jours, à un degré d'abondance considérable.

Ou bien, d'emblée, l'écoulement est abondant et inquiétant, par exemple, après l'expulsion du placenta en cas d'inertie utérine.

Etat. — L'hémorrhagie revêt des modalités très diverses, tenant à la quantité et à la qualité du sang expulsé.

La *qualité du sang* est intéressante et importante à noter.

Il est rouge et rutilant dans les grandes hémorrhagies du post-partum, souvent encore noirâtre et plus ou moins foncé.

Dans ces cas, il est pur; mais il peut être mélangé de mucosités, dans la métrite du col; de pus, dans la métrite du corps; de glaires, au début de l'accouchement, dans le cas de placenta prævia.

Il s'y mêle un liquide ichoreux, roussâtre, d'odeur repoussante, dans le cancer du col; des débris sphacélés, des fragments épithéliaux, des parcelles de membranes, dans le fibrome sphacélé, le cancer, la rétention des membranes.

Le sang est fluide, coulant facilement; ou bien coagulé en caillots de volume variable; s'ils se forment dans le vagin, ils sont expulsés, sans aucune douleur, par contraction des parois musculaires de ce canal ou à l'occasion de la miction et de la défécation; quand ils se forment dans la cavité utérine;

ils sont la preuve d'une certaine atonie des parois de l'utérus, qui se laisse distendre par le sang qui s'y épanche. Ces caillots sont expulsés ou plutôt « accouchés » par des contractions énergiques de la musculeuse utérine ; elles sont même douloureuses, constituent de véritables tranchées utérines et ont pu faire croire à un début de travail.

Ces douleurs sont exceptionnellement violentes dans la métrite pseudo-membraneuse, des lambeaux de muqueuse interne sont expulsés avec le sang; aussi la dysménorrhée est-elle un des signes les plus nets de cette affection.

La *quantité du sang* expulsée varie avec chaque cas.

Elle peut être tellement considérable que la malade perd tout son sang en quelques minutes et meurt réellement saignée, comme on l'observe surtout après la délivrance.

Ou bien, l'écoulement est moins abondant, mais il se répète si souvent que la malade est amenée à un état d'anémie extrême: les muqueuses et la peau sont décolorées, l'estomac ne tolère aucun aliment, la malade à des vertiges, des palpitations; les extrémités deviennent œdémateuses; elle souffre d'une soif impérieuse et la mort survient si on ne met bon ordre à cet état de choses.

Il n'existe enfin parfois qu'un léger suintement, se répétant fréquemment, affaiblissant la femme, compromettant sa santé, mais non sa vie.

L'écoulement peut ne pas se faire jour au dehors; le sang s'accumule dans l'utérus où il est retenu par une cause quelconque. Dans ce cas, aux signes habituels des hémorrhagies internes, pâleur, tendance à la syncope, petitesse du pouls, se joint la présence d'une tumeur volumineuse, occupant tout l'hypogastre, médiane, fluctuante ou rénitente : c'est un *hématomètre*. Quand il existe une malformation des organes génitaux qui a été étudiée plus haut, à l'hématomètre se joint, en ce cas, l'*hématocolpos*.

MARCHE ET DURÉE. — La marche et la durée sont en général liées à la cause pathologique dont les métrorrhagies sont symptomatiques. Le plus grand nombre cessent ou sont notablement amendées par le repos au lit et le décubitus dorsal ; celles qui sont liées à la rétroflexion augmentent, au contraire, dans cette attitude.

DIAGNOSTIC. — En présence d'une femme qui présente des métrorrhagies, se posent toute une série de questions, dont la solution, souvent difficile, est d'une importance très grande.

Il faudra donc d'abord chercher s'il y a réellement métrorrhagie et si l'utérus est bien le siège de l'écoulement ; en second lieu, fixer quelle est la cause de l'hémorrhagie.

1° *C'est une métrorrhagie*. — Le point s'élucide facilement et il suffira de pratiquer un examen sérieux pour éliminer les hémorrhagies qui se produisent par l'urètre et sont d'origine vésicale ou rénale ; celles qui ont pour siège l'anus et proviennent d'hémorrhoïdes ; celles qui ont pour siège le vagin ou la vulve et sont dues à un traumatisme accidentel, conjugal ou obstétrical, à une ulcération inflammatoire ou cancéreuse, à la rupture d'une varice.

Quand l'écoulement coïncide avec les règles, on ne le considérera comme pathologique que s'il devient inquiétant par son abondance, sa durée ou sa répétition. Il en est de même pour celui qu'on observe au cours ou à la suite de l'accouchement. On sait que, dans ces deux états, il existe les plus grandes variations individuelles.

2° *Quelle est la cause de la métrorrhagie?* — Voilà la question la plus importante à résoudre. On interroge la femme, on recherche avec soin s'il n'existe pas des signes de probabilité et de certitude de grossesse et l'on se trouve ainsi placé dans trois conditions :

I. L'utérus est manifestement vide;

II. Il y a grossesse;

III. Il y a doute.

I. *L'utérus est manifestement vide :*

Il faut d'abord chercher dans l'appareil génital la cause de la métrorrhagie, en usant des procédés habituels d'investigation : toucher vaginal et toucher rectal combinés à la palpation abdominale.

On observe alors deux ordres de cas : tantôt on trouve dans l'appareil génital la cause de la métrorrhagie; tantôt on ne trouve rien, elle est extragénitale.

1° *La métrorrhagie est de cause génitale ou du domaine chirurgical.*

a) *La cause de la métrorrhagie est superficielle.* — Dans un grand nombre de cas, son point de départ est accessible à la vue par l'examen au spéculum, au doigt par le toucher.

L'ulcération traumatique du col donne lieu à un écoulement généralement peu abondant.

Le *cancer du col* donne lieu, au début, à des métrorrhagies qui peuvent survenir après l'instauration de la ménopause : c'est là un signe important, que l'interrogatoire révélera. A cette époque, il n'y a pas d'ulcération du col et l'hémorrhagie est congestive, liée à l'irritation de voisinage que provoque le développement du cancer. A la période d'ulcération, c'est-à-dire à une époque tardive, l'hémorrhagie est abondante et souvent répétée, le sang n'est pas pur, mais mélangé à un liquide sanieux, roussâtre, couleur « raclure de boyaux » ou « lavure de chair », très fétide; l'écoulement se produit sans cause ou à l'occasion d'un traumatisme.

Le toucher révèle une tumeur végétante, molle, friable, déchirée par le doigt qui revient chargé de débris sphacélés; ces masses fongueuses, saignantes, reposent sur une base indurée. L'état général est atteint, le vagin s'infiltre peu à peu et les organes voisins sont rapidement envahis.

Les *polypes de l'utérus* se présentent sous trois variétés : fibreux, muqueux et fibrineux. Ces derniers ne se différencient pas des polypes muqueux au point de vue clinique : ils ont réellement une étiologie spéciale, car ils sont liés à l'accouchement et ils présentent la structure des enveloppes de l'œuf. L'hémorrhagie qui les accompagne est très variable, soit qu'ils s'attachent sur le col, soit qu'ils proviennent de la cavité utérine et s'insinuent à travers les lèvres du col.

Le polype fibreux pédiculé appartient surtout à cette dernière variété, et c'est lui qui donne lieu aux hémorrhagies les plus considérables. Au moment des règles, les contractions utérines chassent le polype et entrouvrent le col : c'est donc pendant les règles qu'il faut de préférence pratiquer l'examen, car, après leur cessation, le fibrome peut rentrer dans l'utérus. La tumeur est arrondie, lisse, couverte par une muqueuse saine, d'une consistance ligneuse; les lèvres du col l'entourent en cravate et en sont séparées par une rigole circulaire.

Le polype muqueux est de consistance plus molle; le polype placentaire ou décidual se reconnaît à ses notions étiologiques et par l'examen histologique.

Mais le polype fibreux peut être sphacélé et simuler un cancer. L'écoulement sanguin devient fétide. On a vu plus haut les moyens d'éviter de tomber dans l'erreur.

L'*inversion utérine* provoque des hémorrhagies très abondantes. Mais on reconnaît en général assez facilement cet état pathologique qui succède à l'accouchement, qui présente les signes physiques du polype fibreux pédiculé; mais il s'en distingue par la disparition ou la diminution de la cavité utérine, par l'absence du corps utérin à sa place normale. Quand le corps utérin, étranglé par le col, se sphacèle, on peut hésiter entre un polype gangrené et le cancer du col. Nous avons indiqué plus haut les éléments du diagnostic.

b) *La cause de la métrorrhagie est profonde*, dans d'autres cas. — Il n'y a rien de pathologique au niveau du col, qui paraît sain et par l'orifice duquel on voit sourdre le sang. Il faut chercher alors les signes qui permettront de reconnaître l'une des trois causes maîtresses de l'hémorrhagie, en ce cas :

Le fibrome;

Le cancer du corps;

La métrite hémorrhagique.

Le *fibrome* ne détermine d'hémorrhagies que s'il est sous-muqueux, plus rarement quand il est interstitiel. Le corps utérin est modifié dans son volume, sa forme, sa consistance, mais pas toujours; le col peut être sain. Les métrorrhagies peuvent être accompagnées de leucorrhée, en cas de métrite ou d'hydrorrhée intermittente, quand la tumeur est fibro-kystique.

L'augmentation de la cavité utérine est un des signes les plus nets du fibrome; mais on n'emploiera le cathéter que s'il n'y a aucun doute possible sur la vacuité de l'utérus.

On sait que la métrorrhagie, en cas de fibrome, n'est pas due à la tumeur elle-même, mais à la métrite qui l'accompagne constamment.

Le *cancer du corps* donne lieu à des hémorrhagies abondantes; le sang n'est pas pur, mais mélangé à de la sérosité fétide et à des débris épithéliaux.

L'affection survient chez les femmes âgées : il y a des douleurs locales et irradiées à distance.

L'utérus est augmenté de volume régulièrement et le toucher digital, pratiqué après dilatation du col, révèle l'existence de végétations mollasses, abondantes et friables.

La *métrite hémorrhagique* donne lieu à des hémorrhagies très abondantes; mais elle s'accompagne aussi des signes habituels de l'inflammation utérine : douleurs pelviennes, sus-pubiennes, leucorrhée, troubles digestifs et nerveux; elle succède à l'avortement très souvent; elle s'observe à tout âge et l'examen direct ne révèle aucun des signes propres au fibrome ou au cancer du corps. En outre, le curettage en produit le plus souvent la guérison radicale.

On peut ne trouver aucune de ces trois causes, par l'examen de l'utérus. L'investigation porte alors sur les culs-de-sac.

La *salpingite* peut provoquer des métrorrhagies et surtout des ménorrhagies, d'une façon indirecte, par action congestive sur la muqueuse utérine.

Les signes de cette affection sont assez connus.

Les tumeurs, inflammations ou déplacements des ovaires jouent le même rôle congestif.

La *rétrodéviation de l'utérus* provoque des métrorrhagies qui ont souvent le caractère très spécial de s'exagérer par le repos au lit et le décubitus dorsal. Le toucher vaginal, le cathétérisme font reconnaître la déviation de l'utérus ; souvent il sera difficile de préciser si la rétrodéviation existe seule ou bien si elle est liée à un fibrome de la paroi postérieure ou du fond, ou à une salpingite.

2° *La métrorrhagie est de cause extragénitale ou du domaine médical.*

On est en droit de le penser, quand l'examen de l'appareil génital reste sans résultat.

Dans ces cas, la pathogénie des métrorrhagies est très complexe et les causes doivent être rangées sous plusieurs chefs.

a) La métrorrhagie est liée à des causes organiques sanguines :

Elles agissent mécaniquement : c'est ainsi qu'on observe la métrorrhagie au cours des cardiopathies, surtout dans le rétrécissement mitral, dont elle constitue un des signes révélateurs au moment de la puberté. Chez une jeune fille, dont rien n'explique les métrorrhagies, il faut ausculter le cœur.

Les affections pulmonaires qui retentissent habituellement sur le cœur droit, comme l'emphysème, la sclérose pulmonaire, la dilatation des bronches, provoquent des métrorrhagies par la stase qu'elles provoquent dans le système veineux général.

Tout obstacle mécanique au cours du sang veineux dans la veine cave inférieure produit le même résultat.

Elles agissent en altérant la composition du

sang. Dans ce cas, la métrorrhagie n'est qu'une des manifestations de la tendance générale aux hémorrhagies.

Il faut faire entrer dans cet ordre de maladies : l'hémophilie; les néphrites; les affections du foie (ictère grave, cirrhose atrophique, kyste hydatique); les maladies infectieuses en cours ou en convalescence, variole, rougeole, scarlatine, fièvre typhoïde, purpura, scorbut, et en général toutes les maladies hémorrhagipares.

b) La métrorrhagie est d'origine nerveuse ou névropathique. C'est ainsi qu'on l'observe chez les hystériques, les neurasthéniques et que le traitement particulier de ces affections la fait cesser.

c) La métrorrhagie est liée à la ménopause. C'est à ce genre d'hémorrhagies, dont la cause est ignorée, que revient bien la qualification de « métrorrhagies crépusculaires ».

d) La métrorrhagie est essentielle ou idiopathique, quand toute cause nous échappe : son existence est peu probable et ce nom est un terme d'attente qui couvre notre ignorance.

II. *Il y a grossesse. Métrites obstétricales.*

La métrorrhagie se présente ici encore dans plusieurs conditions très dissemblables, selon que :

1° La grossesse est arrêtée dans son évolution ;

2° La grossesse suit son cours ;

3° L'hémorrhagie se produit pendant l'accouchement ;

4° La métrorrhagie se produit pendant la délivrance.

1° *La grossesse est arrêtée.*

Il y a alors avortement ou accouchement prématuré.

Les causes en sont multiples : diathèse; traumatisme; intoxication, plomb; infection, syphilis, maladies aiguës.

L'hémorrhagie est un fait constant, et elle devient pathologique par son abondance, sa répétition ou sa durée.

Elle s'observe aux différents temps de l'avortement, pendant le décollement de l'œuf, pendant le décollement du placenta, après l'expulsion de l'œuf.

Elle est d'abondance variable et s'accompagne des autres signes de l'avortement.

Il est important de recueillir le sang expulsé et d'y rechercher l'œuf. Pendant les premiers mois, il est si petit qu'il peut passer inaperçu au milieu des caillots; on les examine avec soin, on les dissoud dans l'eau, on recherche le chevelu des villosités choriales et on pratique même l'examen histologique. Quand on n'aura pu reconnaître l'œuf, la cessation des phénomènes sympathiques de la grossesse, la montée de lait seront les éléments d'un diagnostic rétrospectif.

2° *La grossesse suit son cours.*

Les métrorrhagies peuvent être provoquées par un fibrome ou un cancer qui coexistent avec la grossesse.

Mais, en général, c'est au placenta prævia qu'il faut rapporter ces hémorrhagies. Dans ce cas, elles se produisent pendant les trois derniers mois de la grossesse, sont abondantes, surviennent brusquement et sans causes, que la femme marche et se fatigue ou bien qu'elle soit couchée dans son lit. Elles sont dues au décollement du placenta, provoqué par l'agrandissement du segment inférieur de l'utérus sur lequel le placenta inextensible s'insère et dont les sinus utérins sont tout à coup ouverts. En outre de ces signes fonctionnels, on note tous les autres signes du placenta prævia : sensation d'éponge préfœtale, perception par le col dilaté du pouls placentaire, du bord ou de la surface du placenta; plus tard, difficulté et longueur de la période d'engagement, fréquence des positions vicieuses.

Le décollement aigu du placenta provoque aussi des métrorrhagies, quelle qu'en soit la cause.

On les observe dans le placenta syphilitique et le placenta albuminurique.

Il faut faire aussi une place importante, dans l'étiologie des métrorrhagies obstétricales à la môle hydatiforme.

3° *Pendant l'accouchement.* — Le placenta prævia est encore une cause très fréquente d'hémorrhagie. Les pertes de sang augmentent avec l'énergie des contractions utérines elles-mêmes, et sont dues au décollement du placenta, qui laisse non obturés les sinus utérins. Quand la tête de l'enfant est enserrée par le col, le sang s'accumule derrière lui et il est expulsé d'un seul coup après la sortie de l'enfant.

4° *Après l'accouchement.* — Les hémorrhagies se produisent dans deux circonstances différentes: pendant la délivrance, ou bien plusieurs jours après l'accouchement.

Les *hémorrhagies de la délivrance* sont dues surtout à l'inertie utérine. Celle-ci reconnaît des causes multiples: lenteur ou rapidité trop grandes du travail, hydramnios, gémellité, etc... La perte de sang est énorme; en peu de temps, la quantité perdue est si considérable que la mort ne tarde pas à survenir, si on n'y peut porter remède. En même temps, la main ne sent pas le globe utérin : le globe de sûreté de Pinard fait défaut. On reconnaît difficilement les bords de l'utérus, il est flasque, se laisse distendre par le sang qu'on fait sourdre en plus grande abondance par la vulve, quand on presse sur lui.

L'inversion utérine est, elle aussi, une cause importante d'hémorrhagies : ses signes physiques sont connus.

La déchirure du col ou du corps utérin provoque des hémorrhagies graves et le diagnostic se fait par l'examen local, qui révèle une solution de continuité, permettant parfois à la main d'y passer et de sentir les anses intestinales.

Plusieurs jours après l'accouchement, on peut voir survenir des hémorrhagies inquiétantes, dues au décollement de quelque cotylédon placentaire resté adhérent, ou à la présence de membranes retenues. Il faut savoir reconnaître cet état, car les parties retenues sont moins dangereuses par les hémorrhagies qu'elles provoquent que par le danger qu'elles présentent de s'infecter.

Pendant l'allaitement, la succion peut provoquer ou exagérer l'écoulement de sang, par un phénomène probablement réflexe.

Enfin, on ne prendra pas ombrage pour la réapparition des règles, quand elles sont régulièrement périodiques et d'intensité convenable.

III. *Il y a doute sur la possibilité d'une grossesse.*

C'est dans les cas où, avec les métrorrhagies, coexistent les troubles sympathiques de la grossesse et une tumeur pelvienne. Le diagnostic est souvent très difficile.

On peut songer à la *grossesse normale*, à son

début, du 1er au 3e mois, s'accompagnant de douleurs et de métrorrhagies. On saura donc s'abstenir de toute manœuvre intempestive, de toute exploration trop active ; on proscrira surtout l'usage de l'hystéromètre et on attendra que l'évolution naturelle de la maladie en révèle la nature véritable.

La *grossesse extra-utérine* s'accompagne de troubles sympathiques, de douleurs, de métrorrhagies, de phénomènes de compression. L'examen physique révèle la présence d'une tumeur surajoutée à l'utérus hypertrophié ; le sang rendu est noir, visqueux, poisseux. La survenue d'une hématocèle précise le diagnostic.

Un *fibrome* s'accompagne de troubles sympathiques, de douleurs, d'hémorrhagies, d'hypertrophie utérine, de douleurs expulsives, comme le fait l'*avortement embryonnaire*. Mais, dans ce cas, la montée de lait, la répression de l'utérus éclairent le médecin.

TRAITEMENT. — Les indications sont les suivantes ; il faut :

1° Combattre l'hémorrhagie ;

2° Combattre ses causes ;

3° Combattre ses conséquences.

1° Pour combattre l'hémorrhagie, on met la malade dans la *position horizontale ;* on applique sur son ventre des compresses *d'eau froide* ou une vessie de glace.

Les injections *d'eau très chaude*, abondantes et prolongées, par la voie vaginale ou rectale, constituent un des remèdes hémostatiques les plus puissants. Le *tamponnement vaginal* peut être dirigé contre les cas incoercibles et pratiqué, soit à l'aide de petits tampons d'ouate, soit à l'aide de méches de gaze : il est indiqué dans le cancer du col.

Le *tamponnement intra-utérin* s'applique aux hémorrhagies de source utérine, surtout dans le cas d'inertie utérine. On doit préalablement essayer de réveiller la contractilité du muscle par le massage extérieur et même par l'introduction de la main à travers le col.

Quand il y a rétention d'une partie ou de la totalité du placenta, d'une partie des membranes, il faut d'abord *vider l'utérus* avec la main ou par le curettage.

Ce n'est qu'après cela qu'on administrera le *seigle ergoté*, par voie digestive ou par injection sous-cutanée : cette dernière, dans les cas où il faut ne pas perdre de temps. Ce remède est très efficace et sera souvent employé, mais on ne devra l'administrer que quand l'utérus est absolument vide.

L'*opium* est indiqué, par voie sous-cutanée, par voie rectale, contre les douleurs, ou pour calmer l'irritabilité utérine et arrêter l'avortement.

La *digitale* rend des services, dans les cas de stase dans le système veineux.

Enfin, si l'hémorrhagie devient trop abondante on pratiquera la ligature des quatre membres à la racine, la compression de l'aorte, on mettra la tête en position déclive pour ralentir les battements du cœur.

2° On combattra surtout les causes de l'hémorrhagie, quand cela est possible, métrite, fibrome, cancer du col, insertion vicieuse du placenta, en appliquant à chacune de ces affections le traitement qui lui convient.

3° On combattra les conséquences de l'hémorrhagie par les injections intra-veineuses ou sous-cutanées de sérum artificiel, par les toniques, les ferrugineux, l'hydrothérapie, le séjour à la campagne.

2. — MENSTRUATION PRÉCOCE ET TARDIVE

Menstruation précoce. — En général, sous nos climats, la menstruation commence à 15 ans et cesse à 47 ans.

Mais il est dès cas où elle s'établit chez des enfants très jeunes. Tous les signes de la puberté apparaissent : le pubis se couvre de poils, les seins grossissent, et les règles apparaissent pour persister ou pour cesser au bout d'un temps variable. C'est ainsi que les règles peuvent apparaître à un an et la fécondation s'observer à 7 ou 8 ans.

Menstruation tardive. — Il existe des cas indubitables où les règles persistent jusqu'à 55 et 57 ans. Mais il faut en général, dans ces cas, soupçonner et tâcher de dépister la métrite, des polypes, un corps fibreux et surtout le cancer.

3. — AMÉNORRHÉE

DÉFINITION. — L'*aménorrhée* est l'absence de menstruation. Il ne faut pas la confondre avec l'absence d'écoulement du sang par les voies génitales, car il peut y avoir menstruation avec rétention du sang par une malformation quelconque de l'appareil génital.

Elle est *primitive* ou *permanente*, quand les règles n'ont jamais fait leur apparition.

Elle est dite *secondaire* ou *accidentelle*, quand ces règles sont interrompues pour une cause quelconque.

Étiologie. — Toutes les causes qui provoquent l'aménorrhée peuvent se ranger en deux classes, selon qu'elles atteignent profondément l'état général de la femme ou son appareil génital.

I. *Causes par atteinte de l'appareil génital.*

a) *Altération des deux ovaires.* — L'état scléro-kystique, la périovarite sont souvent une cause d'aménorrhée, mais non forcément, car elles peuvent provoquer la dysménorrhée avec des métrorrhagies.

b) *Ablation des deux ovaires.* — Si l'utérus est conservé, les règles persistent quelquefois, soit indéfiniment, soit un temps variable après lequel elles cessent : en général, cette cessation est la règle. Quelquefois la persistance des règles est due à des lésions utérines.

L'ablation des trompes seules n'influe pas sur la menstruation.

c) *Atrophie de l'utérus.* — Cet état cause l'aménorrhée, quelle qu'en soit la cause : involution exagérée, lactation prolongée, morphinisme.

II. *Causes par atteinte de l'état général.*

a) *Aménorrhée primitive.* — Elle est due à une hygiène défectueuse, à une nutrition insuffisante, au surmenage intellectuel, à la fatigue physique, à la débilité congénitale ou héréditaire.

b) *Aménorrhée secondaire.* — Elle est provoquée par toutes les causes d'affaiblissement du sang et elle s'observe dans les maladies chroniques : anémie, chlorose, brightisme, diabète, alcoolisme, morphinisme, tuberculose pulmonaire; dans la convalescence des grandes pyrexies; au cours de la syphilis.

c) *Aménorrhée d'origine nerveuse.* — La *frayeur* peut arrêter les règles; de même l'émotion chez les jeunes mariées, la crainte chez certaines femmes.

L'hystérie, l'auto-suggestion produisent le même résultat.

SYMPTÔMES. — Le symptôme capital est l'*absence des règles*.

A cela s'ajoutent des troubles nerveux variés.

Quelquefois se montrent des *éruptions cutanées* à apparition périodique, acné, eczéma, urticaire, herpès, érysipèle.

Des *sécrétions supplémentaires* et périodiques sont souvent observées, en remplacement des règles : telles, l'écoulement de lait par le mamelon, une diarrhée abondante, la leucorrhée.

Les *hémorrhagies supplémentaires, vicariantes*, remplacent les règles qui font défaut. Elle se produisent par la muqueuse bronchique, donnent lieu à des hémoptysies et peuvent faire croire à la tuberculose; on note de même des épistaxis, des hématémèses, des entérorrhagies, des otorrhagies; on voit plus rarement le saignement se produire au niveau d'une plaie, d'un ulcère variqueux, d'un lupus, au niveau du tégument intact. Rares encore sont les ecchymoses et les pétéchies.

TRAITEMENT. — Les médicaments *emménagogues* n'agissent que contre certaines formes d'aménorrhée : celles que provoquent le refroidissement, une émotion, la crainte.

On emploiera donc l'apiol, la rue, la sabine, à doses modérées et au moment même des règles interrompues.

On recommandera les bains de siège chauds, un léger purgatif drastique.

Mais surtout on tâchera de combattre la cause de

l'aménorrhée : ce que nous avons dit de ces causes permet de comprendre le rôle important que jouent les toniques, l'hydrothérapie, l'électricité, l'organisation d'une excellente hygiène.

4. — DYSMÉNORRHÉE

Définition. — Il y a *dysménorrhée*, quand les règles sont pénibles et douloureuses.

Étiologie. — Les douleurs de la dysménorrhée peuvent se classer en deux catégories, « suivant qu'elles se produisent pendant l'acte ovario-tubaire (maturation du follicule, ponte), ou pendant l'acte utérin (expulsion du sang menstruel). » (Pozzi).

Dysménorrhée d'origine ovario-tubaire. — 1. *Développement irrégulier des organes génitaux.* — L'ovaire est arrivé à un état complet de développement et est le siège de phénomènes congestifs intenses et réguliers.

Le reste de l'appareil génital, au contraire, est encore infantile; de là naissent les difficultés de l'ovulation et les douleurs.

2. *Maladies des annexes.* — Elles sont une cause très commune de dysménorrhée; non seulement pendant la période aiguë de leur affection, mais encore à la période de troubles chroniques : il faut incriminer les adhérences, les fausses membranes, les déviations, les fausses positions, qui amènent l'oblitération de la trompe, la sclérose de l'ovaire.

Dysménorrhée d'origine utérine. — Dans ce cas, c'est l'obstacle à l'expulsion du sang qui provoque les douleurs : cet obstacle se trouve dans la sténose du col, les flexions, la métrite, les tumeurs diverses, les polypes muqueux ou fibreux, le cancer. Une place spéciale revient à la desquamation spéciale de la muqueuse utérine, au cours de la dysménorrhée membraneuse.

Symptômes. — Les douleurs apparaissent avec l'écoulement sanguin, quelquefois le précèdent d'un ou deux jours. Elles sont surtout violentes pendant les deux premiers jours de l'écoulement. L'expulsion du sang est gênée le plus souvent, il ne s'écoule que goutte à goutte. S'il est expulsé par caillots, les douleurs revêtent le type de coliques très pénibles, provoquant parfois une syncope.

Diagnostic. — Il faut distinguer la dysménorrhée des névralgies lombo-abdominales, que les règles exaspèrent également. Mais en général on note la coexistence d'autres névralgies, on exagère la douleur par la pression aux *points de Valleix* classiques. En outre, l'origine ovarienne de la douleur se reconnaîtra par l'étude attentive de son siège et par les résultats de l'exploration.

Le prolapsus de l'ovaire dans le cul-de-sac postérieur provoque une dysménorrhée grave et des troubles nerveux intenses : mais le toucher révèle la présence d'une tumeur dans le cul-de-sac postérieur, tumeur arrondie, mobile, dont la pression provoque une douleur vive, une sensibilité nauséeuse très spéciale. En outre, la douleur s'exagère pendant la défécation et le coït.

Il faut rapporter à leur vraie origine l'hystérie, l'épilepsie, la manie, de nature réflexe, et apparaissant sous l'influence de la dysménorrhée.

Traitement. — On calmera la douleur par l'administration de bromure de potassium, de chloral, de valérianate d'ammoniaque, de belladone. Les lavements ou les suppositoires opiacés ou belladonés donnent d'excellents résultats.

La guérison peut survenir spontanément du fait de l'âge, par le mariage et la fécondation, à cause du parfait développement de l'appareil génital et de l'équilibre qui se rétablit entre ses différentes parties.

Mais quand la dysménorrhée atteint gravement l'état général, le traitement chirurgical peut être indiqué.

L'*opération de Battey* est souvent pratiquée dans ce cas, elle consiste dans l'ablation de l'ovaire normal, considéré comme le point de départ physiologique de la douleur : elle porte le nom de *castration* ou *ovariotomie normale*.

Elle ne doit être pratiquée que dans les cas graves, qui résistent à tout autre traitement médical ou chirurgical. Quelquefois on n'obtient pas de résultats, quand le point de départ est central, médullaire et non ovarien : cependant, même dans ce cas, on fait cesser l'exaspération des douleurs que provoque la congestion menstruelle.

Chez les hystériques, on a pu obtenir d'excellents résultats par la castration simulée, c'est-à-dire par une simple incision de la paroi abdominale.

On peut pratiquer soit l'incision abdominale, soit l'incision vaginale, et on enlève la trompe avec l'ovaire, ce qui facilite l'opération et la complète. Péan faisait, en outre, l'*hystérectomie vaginale* : cette pratique supprime dans une plus grande étendue les phénomènes réflexes, et donne des résultats meilleurs.

TABLE DES MATIÈRES

TABLE ALPHABÉTIQUE

Poitiers. — Imp. Blais et Roy, 7, rue Victor-Hugo.

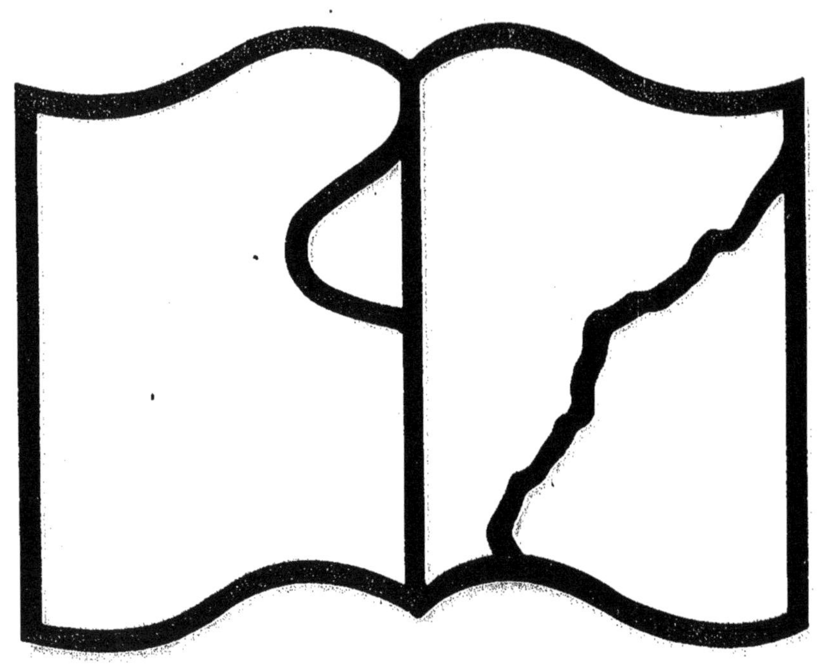

Texte détérioré — reliure défectueuse

NF Z 43-120-11

Reliure serrée

www.ingramcontent.com/pod-product-compliance
Ingram Content Group UK Ltd.
Pitfield, Milton Keynes, MK11 3LW, UK
UKHW020313230726
13925UKWH00002B/383

9 782013 599894